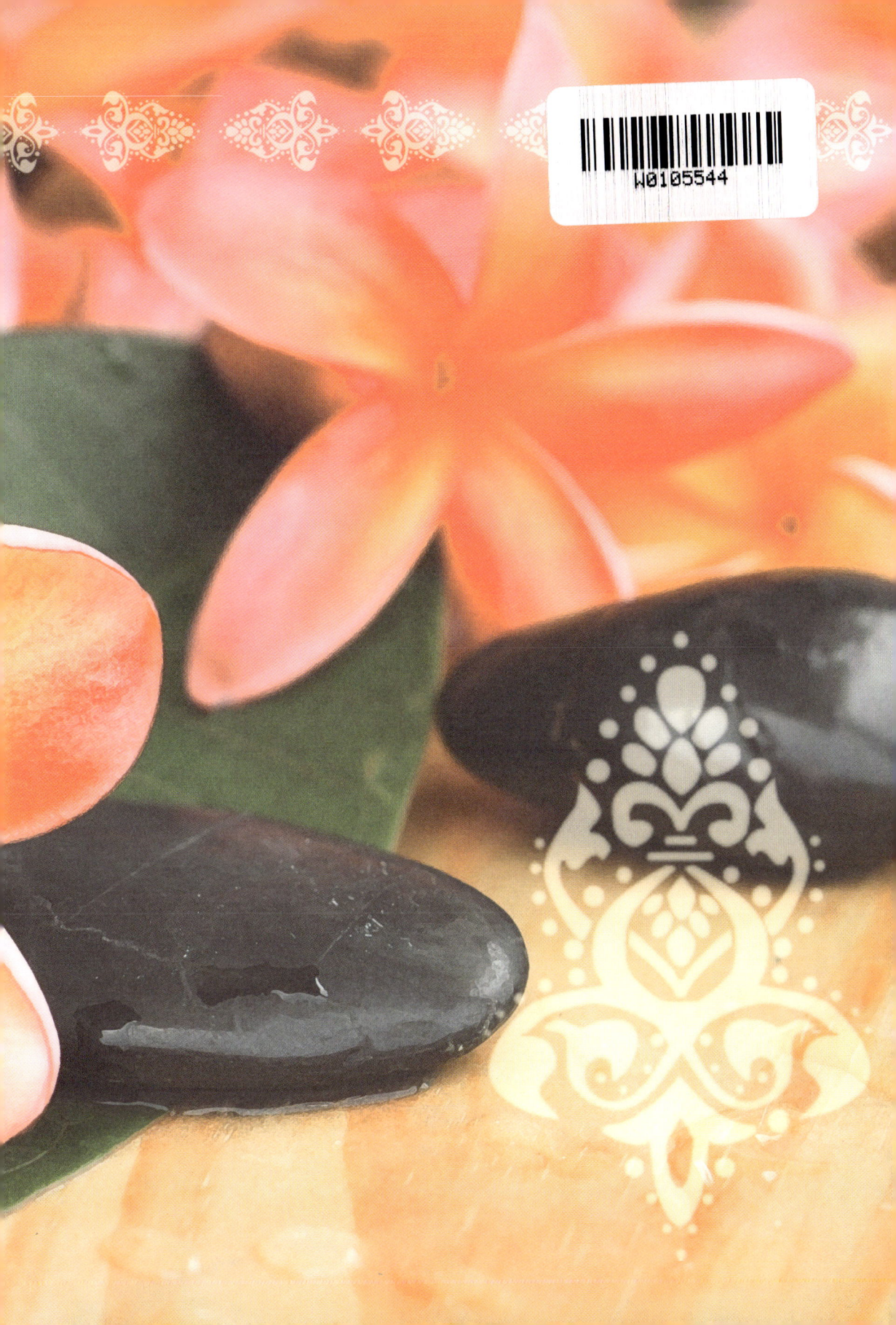

DAS Ayurveda Glücksbuch

Für Sarah und Vanessa

BALVINDER SIDHU

DAS Ayurveda Glücksbuch

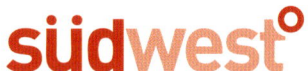

Konzentrationsfähigkeit, Kreativität und Entspannung sind die Schlüssel zu Ihren Herzenszielen.

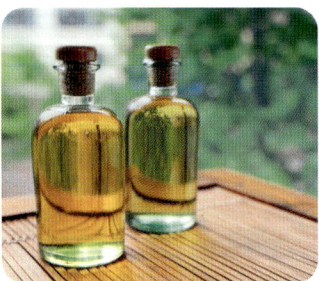
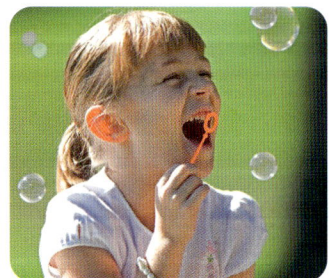

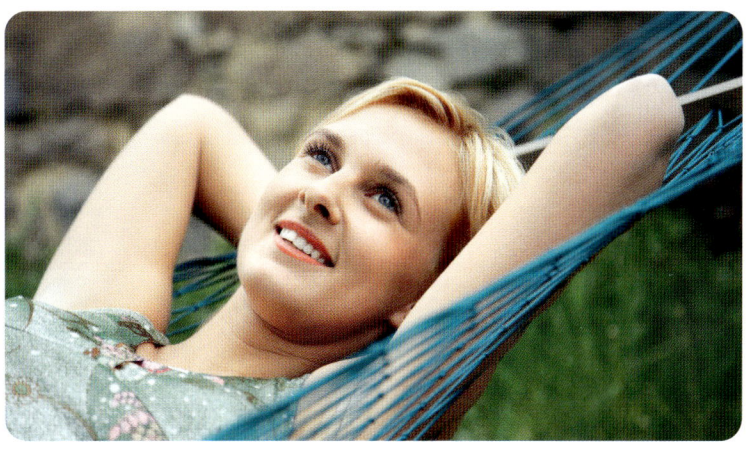

Entspannen Sie regelmäßig, und suchen Sie den Kontakt mit Ihrem Unterbewusstsein.

Inhalt

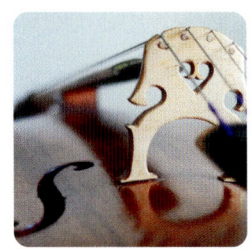

Nehmen Sie sich Großes vor – auf dem Weg dorthin werden Sie viele kleine Ziele erreichen.

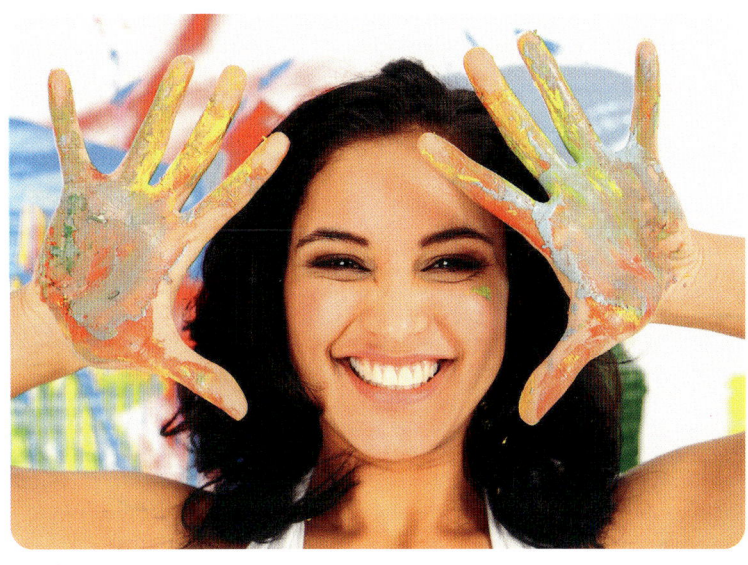

Übernehmen Sie die Verantwortung für Ihr Leben, und machen Sie aus Ihren Herzenswünschen Ziele.

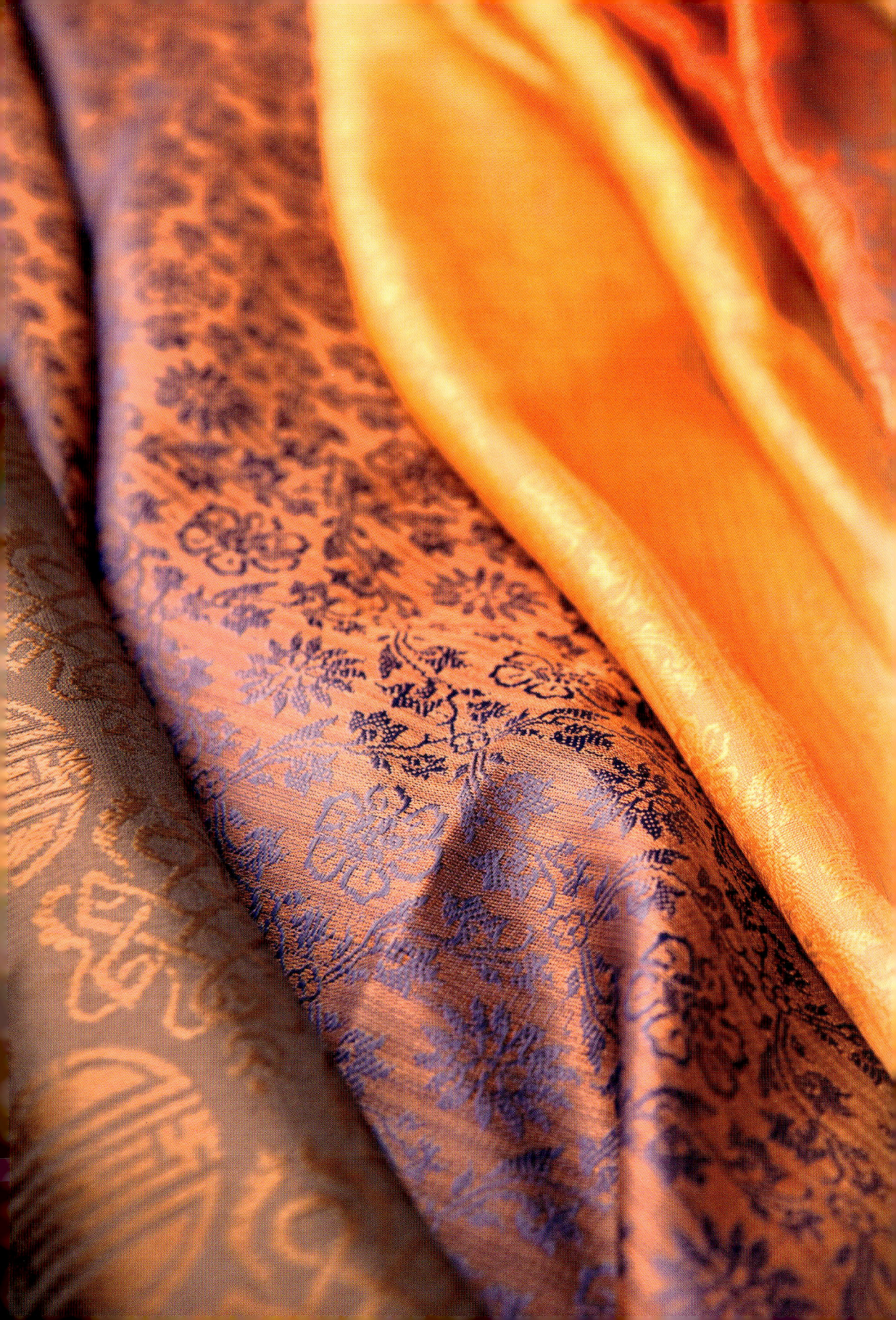

Vorwort

Mit Freude und der Weisheit der Veden zu Ihren Herzenszielen

Mit einem Lächeln ans Ziel

Liebe Leserinnen und liebe Leser,
was wollen Sie am Ende dieses Jahres, dieses Jahrzehnts, Ihres Lebens erreicht haben? Viele Menschen wissen darauf keine Antwort. Manchmal verstricken wir uns in den täglichen Pflichten und vergessen dabei das große Ganze. Dabei geben Ziele unserem Leben einen Rahmen und verleihen dem täglichen Tun Richtung und Sinn. Nur mit ihnen führen wir das Leben, das uns bestimmt ist und das uns glücklich macht.

Die wichtige Rolle von Lebenszielen in der ayurvedischen Lehre

Ich bin in Indien geboren und wuchs in einer Sikh-Familie auf, die sich seit Generationen mit der ayurvedischen Heilslehre befasst. Lebensziele spielen in diesem jahrtausendealten Wissen eine zentrale Rolle.

Die ayurvedische Lehre unterstützt Sie beim Wiederfinden und Erreichen Ihrer Herzensziele.

In meinem ayurvedischen Institut unterstütze ich außerdem seit nunmehr 20 Jahren Menschen dabei, ihre Herzensziele wieder zu entdecken und zu erreichen. Meine Klienten sind immer wieder überrascht, wie sehr sie dabei vom Wissen der Veden profitieren. Woran liegt das?

Zum einen empfinden viele Menschen die Philosophie der indischen Weisen als ungeheuer wohltuend gegenüber dem häufig von Disziplin, von starren Regeln und Selbstvorwürfen geprägten westlichen Ansatz.

Außerdem ist jeder Mensch einzigartig. Deshalb bietet Ayurveda keine Patentrezepte, sondern individuelle Lösungen und fordert zur Selbstverantwortung auf. Durch den ganzheitlichen Ansatz der Veden werden einseitige Zielsetzungen, Burnouts sowie vermeintlich falsche oder zu kurzfristig angelegte Planungen, die auf Kosten anderer Lebensbereiche oder des Umfelds gehen, vermieden.

Die indische Lehre unterstützt Sie dabei, Ihre echten Herzensziele wiederzufinden und sie mit Freude zu erreichen. Sie setzt dabei auf den drei Ebenen Körper, Geist und Seele an.

Sie lernen in diesem Buch Mantras, Meditations- und Yogaübungen kennen, die Geist und Seele von unnötigem Ballast befreien und sie so auf die Zielsetzung optimal ausrichten. Eine Entschlackungskur und ayurvedische Ernährung bringen das Energiesystem Ihres Körpers ins Gleichgewicht und helfen Blockaden zu lösen.

Bei allem Streben gerät auch der Moment, den es zu genießen gilt, nicht in Vergessenheit. Und bei allem Durchhaltewillen wird nicht die wunderbare Leichtigkeit des Seins aufgegeben.

Genauso – respektvoll, aufmunternd und voller positiver Energie – möchte ich Sie in diesem Buch zu Ihren Zielen begleiten. Neben dem ayurvedischen Wissen

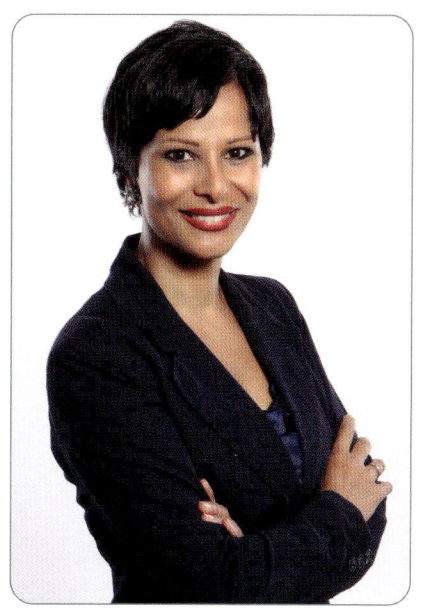

Balvinder Sidhu

werde ich Ihnen auch verschiedene Methoden der westlichen Welt vorstellen. Aus der Kombination der Weisheit der Veden und modernem Managementwissen entstehen neue, wunderbare Wege.

Erreichen Sie Ihre Ziele mit einem Lächeln.

Ihre Balvinder Sidhu

»Es ist nichts Erleuchtendes darin, dass Du Dich zusammenziehst,
sodass andre um Dich herum sich nicht verunsichert fühlen.
Wir wurden geboren, um den Glanz des ›Geistes‹,
der in uns ist, zu manifestieren.
Er ist nicht nur in einigen von uns, er ist in jedem.
Und wenn wir unser Licht leuchten lassen,
geben wir damit anderen die Erlaubnis, dasselbe zu tun.
Wenn wir von der Angst befreit sind,
befreit unsere Gegenwart andere.«

Nelson Mandela

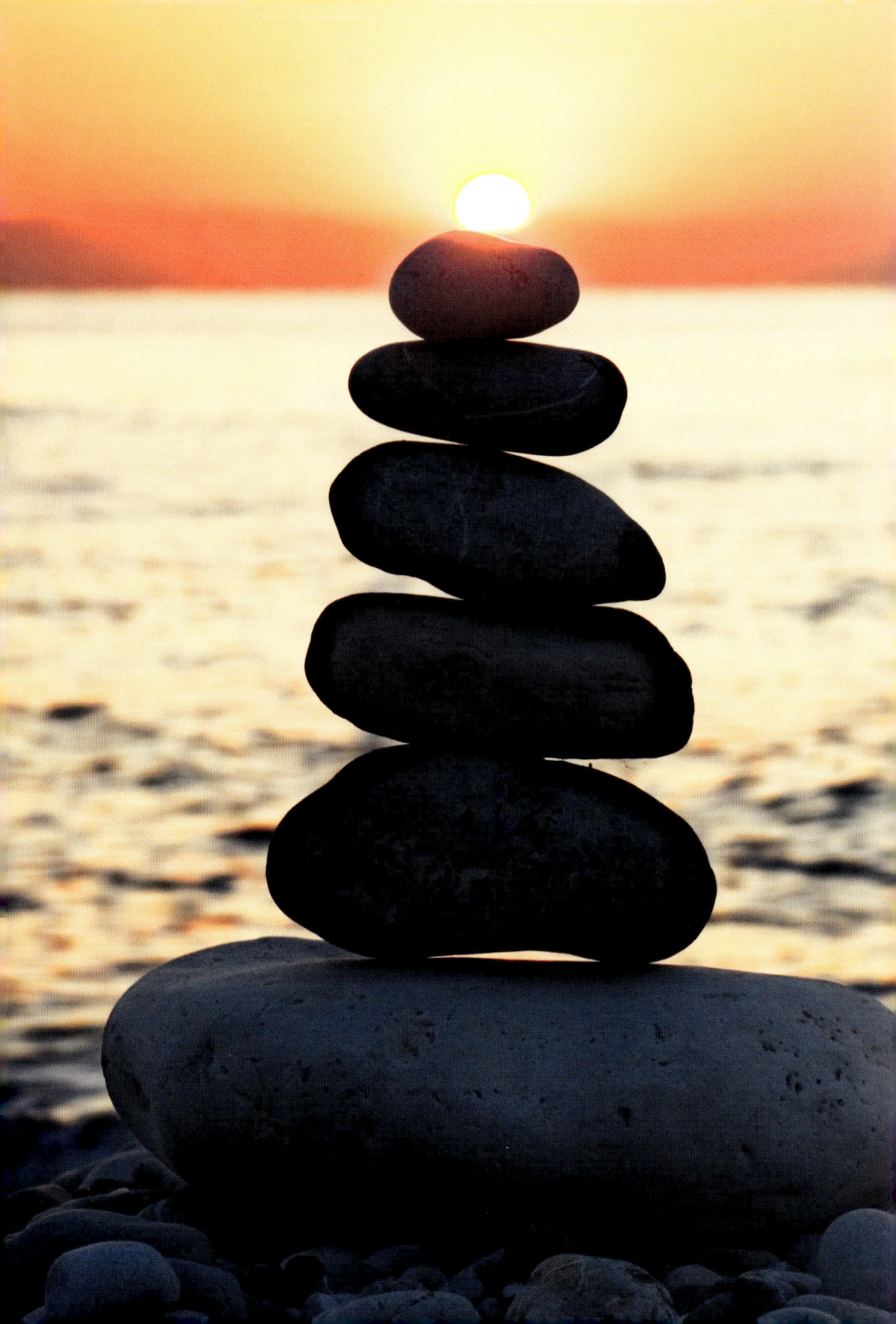

Einleitung

Wie Sie mit Ayurveda Ihre Herzensziele finden und erreichen

Die Wissenschaft vom gesunden Leben

Ich stelle immer wieder fest: Bei den meisten Menschen wird aus dem ersten Kontakt mit dem alten vedischen Wissen eine lebenslange Faszination. Die positiven Folgen der Umstellung auf eine ayurvedische Lebensweise sind schnell feststellbar: Die Menschen fühlen sich wacher, energievoller, optimistischer, mit einem Wort gesünder.

Vielleicht sind Sie bereits begeistert von Ayurveda, möglicherweise ist dies aber auch Ihr erster Kontakt mit der Wissenschaft – *Veda* – vom gesunden Leben – *Ayus*. Ich möchte Ihnen deshalb in dieser Einleitung die wichtigsten vedischen Prinzipien vorstellen.

Lassen Sie sich auf das Abenteuer ein, und profitieren Sie von einer der ältesten Gesundheitslehren der Welt. Sie ist mindestens 3500 Jahre alt, doch Sie werden feststellen, dass sie dennoch hochaktuell ist. Das Wissen der Natur ist schlicht zeitlos und wird auch in Tausenden von Jahren noch Gültigkeit haben.

Ayurveda ist kein Wissen des Menschen. Ayurveda ist das Wissen der Natur.

Ayurveda ist zeitlos und klar

Nichts daran ist kompliziert, im Gegenteil – die vedischen Botschaften sind einfach, klar und allgemein verständlich. Ayurveda spricht Körper, Geist und Seele an. Das Ziel ist es, diesen tiefen Wahrheiten Raum zu geben und sie wirklich zu erspüren. Dazu brauchen Sie nichts weiter als den Willen zur Veränderung, ein offenes Herz und ein wenig Zeit.

Medizin, Wissenschaft, Weltanschauung, Kräuterkunde, Ernährungslehre, Persönlichkeitsentwicklung, Meditation, Yoga ... Für Ayurveda gibt es die verschiedensten Etiketten. Keines von ihnen ist falsch. Die Wissenschaft vom Leben ist von allem ein bisschen und in ihrer Gesamtheit doch viel mehr als das.

Ayurveda vereint das Wissen aus der genauen Beobachtung der Natur mit profunder innerer Erkenntnis. Es ist eine Mischung aus

tiefer Spiritualität und gesunder Lebensweise im Einklang mit der Natur. Ayurveda ist Teil der heiligen Schriften des Hinduismus – der Veden –, die in der Zeit zwischen 1500 und 1200 v. Chr. verfasst wurden. Gemäß der Überlieferung handelt es sich um Wissen, das den Weisen in Indien von den Göttern offenbart wurde. Die vierte Veda – die Atharvaveda – gilt als der Grundstein ayurvedischen Wissens. Weitere Schriften aus der Zeit von 600 v. Chr. bis 1000 n. Chr. vervollständigten die altindische Gesundheitslehre.

Nicht nur ist Ayurveda das Rückgrat des Gesundheitssystems in Indien. Auch immer mehr westliche Ärzte erkennen, dass der Mensch und seine Krankheit nicht nur über naturwissenschaftliche Erkenntnisse erklärbar und heilbar sind. In der Kombination von Schulmedizin mit vedischem Wissen, von Wissenschaft und Intuition, von Körper und Geist steckt eine ungeheure Kraft.

Ayurveda sieht den Menschen als Teil seiner Umwelt, als Einheit von Körper, Geist und Seele. Alles, was er für Gesundheit, Glück und Erfolg braucht, ist bereits vorhanden.

Die wichtigsten ayurvedischen Prinzipien

Eines der wichtigsten ayurvedischen Prinzipien lautet: Alles, was Sie für Gesundheit, Glück und Erfolg brauchen, ist bereits vorhanden. Sie benötigen keine kostspieligen Gerätschaften, es sind lediglich Zeit und Achtsamkeit gefragt.

Die altindische Gesundheitslehre sieht den Menschen als Einheit von Körper, Geist und Seele und als Teil seiner Umwelt. In jedem Atom ist zugleich auch das vollkommene Universum, die gesamte Intelligenz der Natur enthalten. Mikrokosmos und Makrokosmos folgen den gleichen Gesetzen.

Bei der Behandlung von Krankheiten werden daher Symptome niemals isoliert, sondern immer im Zusammenhang betrachtet. Ayurveda berücksichtigt die verschiedensten Aspekte wie Lebensalter, Stimmungen, Aktivitäten, Freunde, Essen, Wechsel der Tageszeit, Temperatur, berufliches Umfeld, Luftfeuchtigkeit, Umgebung, Jahreszeiten und Lebensumstände.

Gemäß den Veden bestehen sowohl der Mensch als auch die Natur aus den fünf Grundelementen Erde, Wasser, Feuer, Luft und Raum. Im menschlichen Körper wirken diese Kräfte in Form von drei Energien, den Doshas: Vata, Pitta und Kapha. In jedem Menschen sind diese Doshas in verschiedener Verteilung vorhanden. Sie bestimmen als Lebensenergien die individuelle physische und psychische Struktur eines jeden Menschen, seine Konstitution.

Vorbeugen statt Heilen

Eine Krankheit signalisiert, dass die Doshas und die Elemente der Umwelt nicht mehr im Einklang sind. Mittels Pulsdiagnostik und anderen Verfahren wird die Energieverteilung bestimmt und mit verschiedenen Methoden wieder ins Gleichgewicht gebracht.

Ayurveda setzt aber weit vor der Erkrankung eines Menschen an und ist damit viel mehr als eine Heilkunst. Das Motto heißt »Vorbeugen statt heilen«. Wenn Körper, Geist und Seele im Einklang sind und der Mensch in Harmonie mit seiner Umwelt lebt, wird er nicht krank. Ziel der vedischen Philosophie ist ein glückliches, erfülltes Leben. Eine wichtige Rolle spielt in diesem Zusammenhang das *Dharma*. Es ist die Berufung, die jeder Mensch hat und die es zu finden gilt. Damit sind wir beim Thema »Ziele« angekommen. Denn das Dharma ist nichts anderes als Ihre Lebensaufgabe, Ihr Lebensziel.

> Gemäß den Veden bestehen Mensch und Natur aus den fünf Grundelementen Erde, Wasser, Feuer, Luft und Raum. Sie wirken im menschlichen Körper in Form von drei Energien, den Doshas Vata, Pitta und Kapha.

Hilfe bei der Erreichung Ihrer Ziele

Wie kann Ihnen die ayurvedische Weisheit und Lebenseinstellung bei der Ermittlung und Umsetzung Ihrer Ziele helfen? Stellen Sie sich vor, die Mehrzahl der Banker und Manager würde nach vedischen Prinzipien handeln. Das würde bedeuten, ihre Planungen und Entscheidungen wären immer in einen Gesamtkontext eingebunden. »Falsche«, zu kurzfristig gedachte Ziele aus Ehrgeiz und Gier, die letztlich in fatalen Niederlagen münden, kämen so gar nicht erst zustande. Damit wäre ein Hauptgrund der letzten Wirtschaftskrise verschwunden.

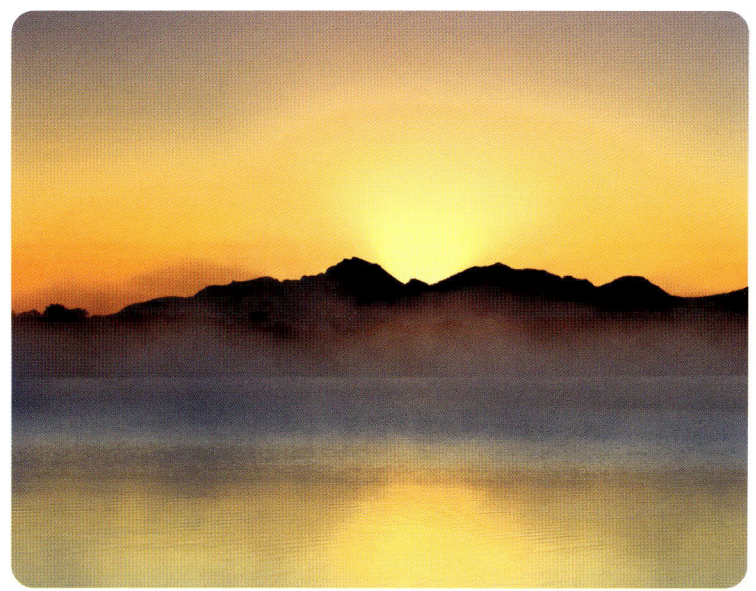

Das Ziel der vedischen Philosophie ist ein erfülltes, glückliches Leben.

Nehmen wir an, Sie möchten in einem Jahr Ihren ersten Marathon laufen. Ganz klar: Sie werden, um dieses Ziel zu erreichen, eine minutiöse Vorbereitung brauchen. Und Sie werden in dieser Zeit auf manche Dinge verzichten und Einschränkungen hinnehmen. Wenn Sie Ihren Lauf unter Einbeziehung vedischer Weisheit planen und umsetzen, werden Sie dabei aber nicht sämtliche andere Lebensbereiche brachliegen lassen. Sie werden für dieses eine Ziel nicht Ihre Familie vernachlässigen und nicht Ihre Gesundheit ruinieren.

Zwischen Fokussierung und Fixierung

Die Grenze zwischen Fokussierung und Fixierung ist fließend und wird allzu leicht überschritten. Ayurveda unterstützt Sie dabei, das Notwendige vom Schädlichen zu unterscheiden und den Gesamtzusammenhang nicht aus den Augen zu verlieren. Dies gilt im Übrigen auch für kurzfristige Ziele, in denen wir uns allzu leicht verzetteln und so die wirklich wichtigen Lebensziele aus den Augen verlieren. Von den Veden kann man lernen, wie man Prioritäten setzt und lebt.

*Die vedische Philoso-
phie fordert Sie dazu
auf, Ihr Dharma – Ihr
Lebensziel, Ihre Lebens-
aufgabe und Berufung –
zu finden.*

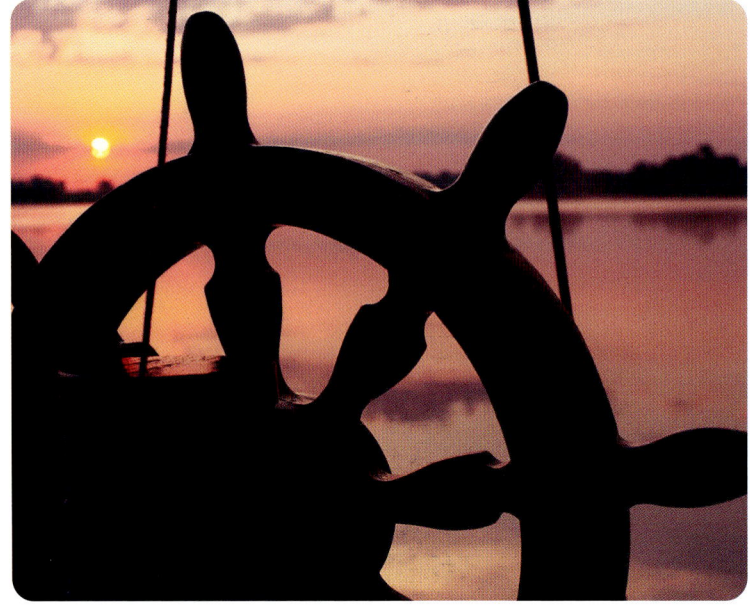

Übernehmen Sie Verantwortung für Ihr Leben

Ein weiteres Prinzip ist für die vedische Kunst der Zieldefinition und -erreichung von größter Bedeutung: Wir alle sind für unser Leben selbst verantwortlich. Natürlich wachsen wir in einem Netz von Prägungen und Abhängigkeiten – gesellschaftlicher Status, Elternhaus, Religion, Politik – auf. Deren Einfluss aber ist weit weniger stark und unser Handlungsspielraum damit viel größer, als vielfach angenommen wird. Viele Menschen geben aber sehr gerne Verantwortung ab, weil es bequemer und leichter scheint. Überlegen Sie sich, welchen Preis Sie dafür bezahlen.

Werden Sie zum Regisseur Ihres Lebens

Mit jedem Stück Verantwortung, das Sie abgeben, verlieren Sie Freiheit. Auf diese Weise werden Sie zu Statisten Ihres eigenen Lebens. Die Entscheidung zur Selbstverantwortung ist meines Erachtens

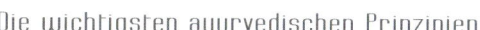

wichtiger als alles andere. Die erfolgreichsten Menschen sind oft weder besonders intelligent, noch haben sie ein überdurchschnittliches Talent. Es verbinden sie aber zwei Dinge: Sie sind nicht zufallsgläubig, sondern nehmen ihr Schicksal selbst in die Hand. Und: Sie geben niemals auf.

Ayurveda fordert Sie dazu auf, Spaß zu haben an der Rolle des Regisseurs in Ihrem Leben. Wagen Sie, zu träumen und aus diesen Träumen erreichbare Ziele zu machen. Sie haben alles, was Sie dazu brauchen. Sie müssen es nur *tun*. So werden Sie zweifellos das erreichen, was Sie möchten, und sich dann vielleicht fragen: »Was nun?«

Die Kunst loszulassen

Viele Menschen fallen in ein tiefes Loch, nachdem sie die Ziellinie überschritten haben. Anstelle der erhofften Euphorie empfinden sie Leere und Enttäuschung. Wenn Sie die vedische Philosophie verinnerlichen, wird Ihnen das nicht passieren. Sie lernen loszulassen, zielorientiert zu leben und dennoch ganz im Augenblick zu sein.

In den Kapiteln drei bis fünf dieses Buches können Sie die vedischen Prinzipien für Ihre Zielerreichung in Übungen vertiefen. Zunächst sollten Sie aber innehalten und sich fragen, wo Sie in diesem Moment stehen.

Die wichtigsten ayurvedischen Prinzipien auf einen Blick:

● Gesundheit und Glück basieren auf dem Einklang von Körper, Geist und Seele.

● Sie sind für Ihr Leben selbst verantwortlich.

● Alles, was Sie für Ihre Zielerreichung brauchen, ist in Ihnen. Nutzen Sie es.

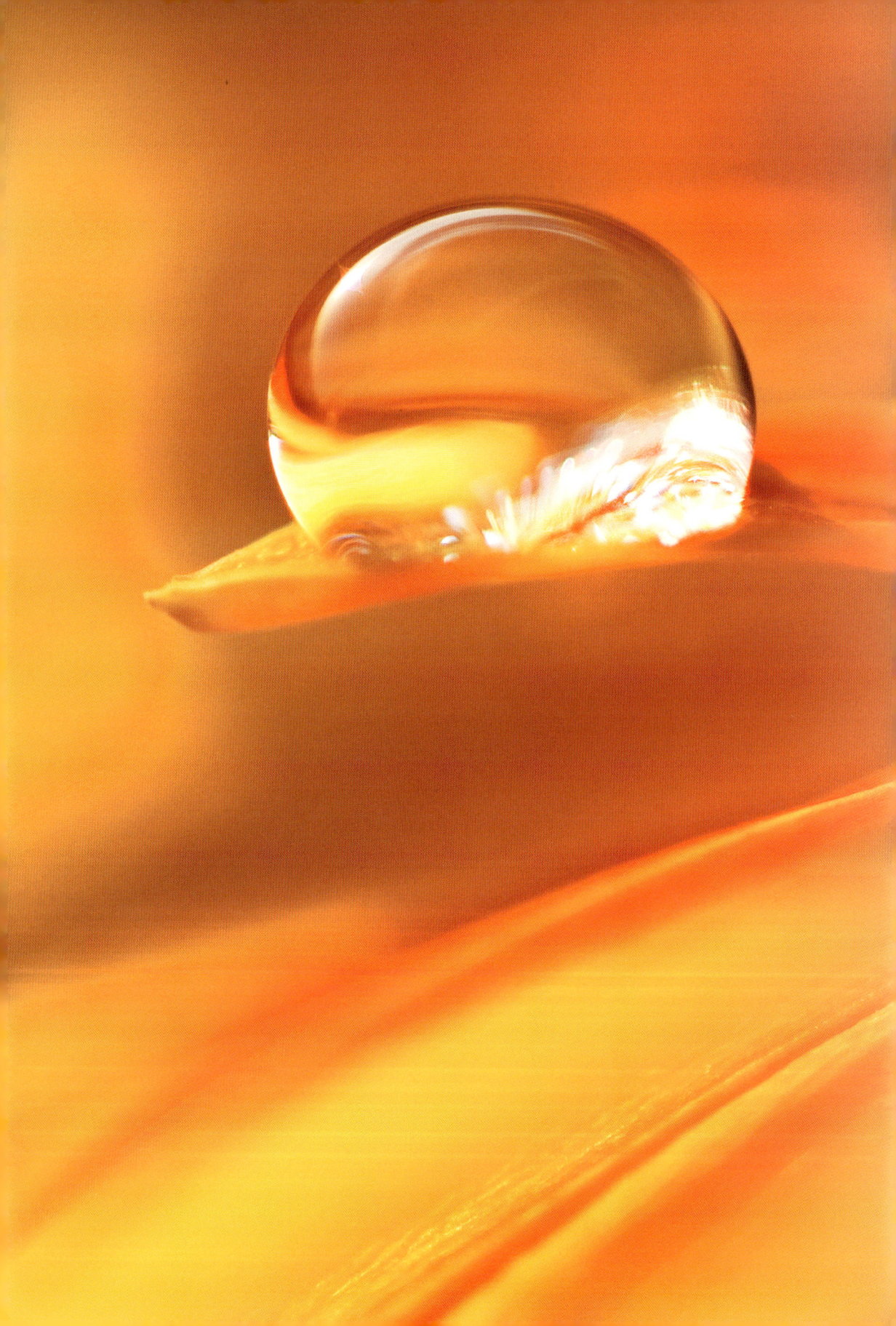

Ausgewogenheit und Optimismus

Ziele im Einklang von Körper, Geist und Seele

»Die gleiche Zeit, die es dauert,
über die Vergangenheit zu trauern,
hat man zur Verfügung,
um die Zukunft zu gestalten.«

Indisches Sprichwort

Blicken Sie zurück – ohne zu urteilen

Um die Zukunft mit vedischem Wissen nach Ihren Wünschen zu gestalten, sollten Sie zunächst Ihre Vergangenheit und Ihre aktuelle Situation genau betrachten. Wie war Ihr Umgang mit Zielen, und wie ist er im Moment? Welche Ziele sind auf der Strecke geblieben, welche Lebensbereiche haben Sie möglicherweise vernachlässigt? Das Entscheidende dabei ist: Verurteilen Sie sich nicht für Zurückliegendes, sondern schöpfen Sie positive Kraft für Ihre Ziele von morgen im Einklang von Körper, Geist und Seele.

Das Morgen können Sie am leichtesten und schnellsten ändern, wenn Sie aus dem Gestern und Heute lernen.

Sie haben dieses Buch gewählt, weil Sie erfahren wollen, wie Sie Ihre Ziele mit Ayurveda definieren und erreichen können. Demnach haben Sie Verbesserungspotenzial bei sich erkannt und sind bereit, dafür etwas zu *tun*. Die Lektüre eines Buches kann eine ganze Menge bewirken. Allerdings nur dann, wenn Sie es zulassen und sich wirklich öffnen. Ich kann und will Ihnen nur Anregungen und Anstöße geben und möchte Sie sehr gerne ein Stück begleiten. Ihren individuellen Weg, das wertvolle vedische Wissen umzusetzen, kennen jedoch nur *Sie* selbst.

In diesem Kapitel werden Sie in Ihre Vergangenheit blicken und sich einige Fragen stellen. Das Morgen können wir am leichtesten und schnellsten ändern, wenn wir aus dem Gestern und Heute lernen.

Der ayurvedische Gedanke

Eines ist dabei besonders wichtig: Verurteilen Sie sich selbst nicht. Wer nach der ayurvedischen Philosophie denkt und fühlt, urteilt niemals abschätzig – nicht über sich selbst und nicht über andere.

Jeder hat seinen persönlichen Weg

Jeder Mensch hat seinen eigenen Weg und seine eigene Sichtweise auf das Leben. Es gibt hier kein Richtig oder Falsch. Wenn Sie sich im Alter von 30 Jahren ziellos durch das Leben treiben ließen, soll-

ten Sie dies heute nicht als vergeudete Zeit bewerten. Sie haben damals so gelebt, wie Sie es in dieser Lebensphase für richtig hielten. Genauso wichtig, wie dies zu erkennen, ist aber: Sie können sich jeden Tag aufs Neue dafür entscheiden, vollkommen anders zu leben – ob Sie nun 20, 55 oder 75 Jahre alt sind. Sie müssen es nur wirklich wollen.

Hindernisse erkennen und auflösen

Werfen Sie einen Blick zurück auf Ihr Leben. Versuchen Sie sich zu erinnern: Welche Ziele hatten Sie als Kind? Was hat Sie als Heranwachsender angetrieben? Als Erwachsener? Welche Ziele haben Sie verwirklicht und warum? Welche Menschen haben Sie dabei unterstützt?

Es ist empfehlenswert, dass Sie sich Ihre Gedanken dazu aufschreiben. Das gilt auch für die späteren Übungen. Denn das Niederschreiben hilft beim Strukturieren und manifestiert Ihre Gedanken in Ihrem Bewusstsein.

Unterscheiden Sie obendrein zumindest zwischen beruflichem und privatem Lebensbereich. Es kann auch sinnvoll sein, noch weiter zu differenzieren, etwa in Familie, Freunde, Gesundheit, Studium … Sie werden für sich herausfinden, welche Aufteilung in Ihrem aktuellen Leben sinnvoll ist.

Erinnern Sie sich, was Ihre Herzenswünsche waren, als Sie Kind oder Jugendlicher waren? Welches dieser Ziele haben Sie verwirklicht? Was haben Sie nicht erreicht? Woran lag das?

Probleme bei der Zielerreichung

Welche Ziele sind in Ihren verschiedenen Lebensphasen auf der Strecke geblieben? Und warum konnten Sie sie nicht verwirklichen?

Schauen Sie genau hin. Wenn Sie jetzt die Hindernisse in Ihrer Vergangenheit erkennen, werden diese Ihnen morgen nicht wieder vor die Füße fallen und Ihnen das Vorwärtsgehen erschweren. Im Folgenden finden Sie einige der häufigsten Gründe, warum wir Menschen bei der Zielerreichung Probleme haben.

Entscheidungsschwierigkeiten

Womöglich konnten Sie sich nicht entscheiden? Vielleicht hatten Sie ein großes Angebot an Möglichkeiten und Talenten und waren unfähig oder nicht bereit sich festzulegen. Diese innere Lähmung kennen viele Menschen. Meist ist sie ein Anzeichen dafür, dass man sich selbst nicht gut genug kennt. Wie soll man wissen, was man will, wenn man nicht weiß, wer man ist? Das vedische Wissen unterstützt Sie dabei, Ihre Sehnsüchte und Ängste zu erkennen. Machen Sie sich zudem klar: Wenn Sie sich nicht selbst entscheiden, dann wird über Sie entschieden. Sie werden so vom Akteur zum Spielball.

Fehlendes Selbstvertrauen

Vielleicht hatten Sie unrealistische Ziele und haben Planung und Terminierung, das strategische Element der Zielerreichung, vernachlässigt? Womöglich sind Sie von Ihrem Ziel gar nicht wirklich überzeugt gewesen oder hatten Zweifel an Ihren Fähigkeiten? Häufig steckt mangelndes Selbstvertrauen dahinter, wenn Ziele nicht erreicht werden.

Kurzfristige Ziele des Alltags

Viele Menschen fühlen sich zudem gefangen im Alltag. Aufgerieben zwischen den kurzfristigen Zielen wie Waschen, Einkaufen, Arbeiten, Fernsehen ... Ein Lebensplan? Fehlanzeige. Langfristige Ziele

---

Wichtige Aspekte beim Blick zurück:

● Analysieren Sie Ihr Verhalten in der Vergangenheit genau – aber verurteilen Sie nicht!

● Was und wer hat Sie bislang bei der Definition und der Umsetzung von Zielen unterstützt bzw. behindert?

● Wie zufrieden sind Sie derzeit in Ihren unterschiedlichen Lebensbereichen?

werden immer wieder aufgeschoben und den im Grunde unbedeutenderen, kurzfristigen Zielen untergeordnet.

Der Abiturient, der endlich Geld verdienen will und nach dem Schulabschluss die Beamtenlaufbahn einschlägt, ist dafür ein typischer Fall. »Irgendwann später« will er das geliebte Kunststudium beginnen. Erst nach Jahrzehnten – nach einem Schlaganfall – fällt ihm schließlich sein ursprünglicher Lebenstraum wieder ein. Ayurveda unterstützt Sie beim (Wieder-)Finden Ihrer Herzenswünsche.

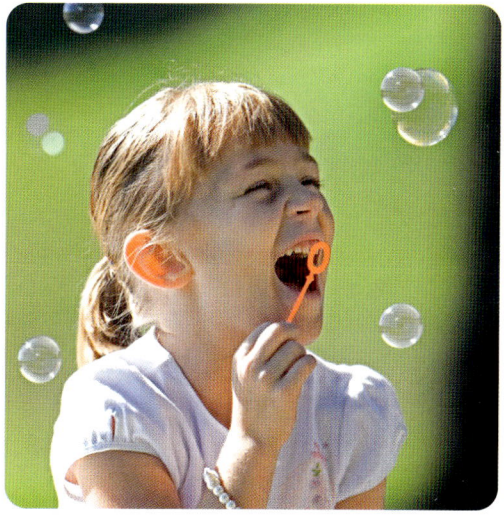

Von anderen übernommene Ziele

In welchen Situationen waren Sie als Kind besonders glücklich und stolz?

In den gleichen Zusammenhang gehören Ziele, die von anderen Menschen – etwa von den Eltern oder vom Partner – übernommen werden.

Fast immer spürt man dann, dass etwas nicht stimmig, dass etwas nicht im Einklang ist. Kein Wunder: Lebt man doch letztlich ein fremdes Leben.

Alte Ziele wiederfinden

Womöglich können Sie sich an Ihre ursprünglichen Ziele gar nicht mehr erinnern. Wenn Sie sich lange nicht mit Ihren verschütteten Wünschen und Träumen auseinandergesetzt haben, wird es einige Zeit dauern, bis Sie wieder mit ihnen in Kontakt kommen.

Versuchen Sie sich zu erinnern: Was hat Ihnen als Kind besonders viel Freude bereitet? In welchen Situationen sehen Sie sich als Jugendliche(r) mit einem strahlenden, stolzen Lächeln? Blättern Sie durch alte Fotos, und sprechen Sie mit Menschen, die Sie als Kind kannten. Lassen Sie sich Zeit, und üben Sie sich in Geduld, wenn Ihnen zunächst nichts einfallen will – über kurz oder lang werden die Erinnerungen wiederkommen.

Wie geht es Ihnen aktuell?

Nachdem Sie in die Vergangenheit geblickt haben, betrachten Sie nun Ihre aktuelle Situation. Es geht an dieser Stelle noch nicht darum, welche konkreten Ziele Sie sich für die Zukunft setzen möchten. Betrachten Sie nur die Gegenwart und Ihre Zufriedenheit mit ihr. Wir streben mit der ayurvedischen Philosophie den Einklang von Körper, Geist und Seele an. Deshalb ist es wichtig, sich alle Lebensbereiche genau anzusehen und keinen zu vernachlässigen.

- Wie geht es Ihnen gesundheitlich?
- Fühlen Sie sich fit und am Morgen ausgeruht?
- Sind Sie ein gläubiger Mensch mit einem festen Anker oder ruhelos und stets auf der Suche?
- Haben Sie ein gutes soziales Netzwerk? Freunde? Familie?
- In welcher Lebensphase befinden Sie sich, und wie fühlen Sie sich in ihr?
- Was interessiert Sie, wofür engagieren Sie sich?
- Was und wer gibt Ihnen in Ihrem Leben Energie?
- Was ist Ihnen in Ihrem Leben wirklich wichtig?
- In welchen Tätigkeiten gehen Sie voll und ganz auf?
- Was oder wer tut Ihnen nicht gut, was oder wer kostet Sie Zeit und Nerven?
- In welchen Lebensbereichen sehen Sie Defizite und Verbesserungspotenzial?
- Womit sind Sie unzufrieden?
- In welchen Bereichen fühlen Sie sich ohnmächtig?

Machen Sie eine Bestandsaufnahme Ihrer derzeitigen Situation, und sehen Sie sich dabei alle Lebensbereiche an.

Machen Sie eine liebevolle, aber ehrliche Bestandsaufnahme Ihrer verschiedenen Lebensbereiche. Bewerten Sie den Status Ihrer Zufriedenheit in den Lebensbereichen, die Ihnen wichtig sind. Wenn es Ihnen hilft, können Sie dabei mit einer Skala von 1 (völlig unzufrieden) bis 10 (rundum zufrieden) arbeiten. Sie sollten zudem kurz erklären, was Sie jeweils zufrieden oder unzufrieden macht. Auf der Checkliste werden Ihnen wichtige Lebensbereiche bereits vorgeschlagen. Ergänzen Sie die Liste nach Belieben mit anderen Themen.

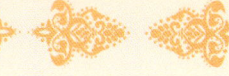

Wie zufrieden sind Sie zurzeit in den verschiedenen Lebensbereichen?

Bewertung 1–10

Familie / Partnerschaft

Freunde

Beruf

Gesundheit

Weiterbildung / Persönlichkeit

Spiritualität / Glaube

Ihre Themen

→ **Diesen Fragebogen finden Sie auch als Download unter www.kaya-veda.de/gluecksbuch**

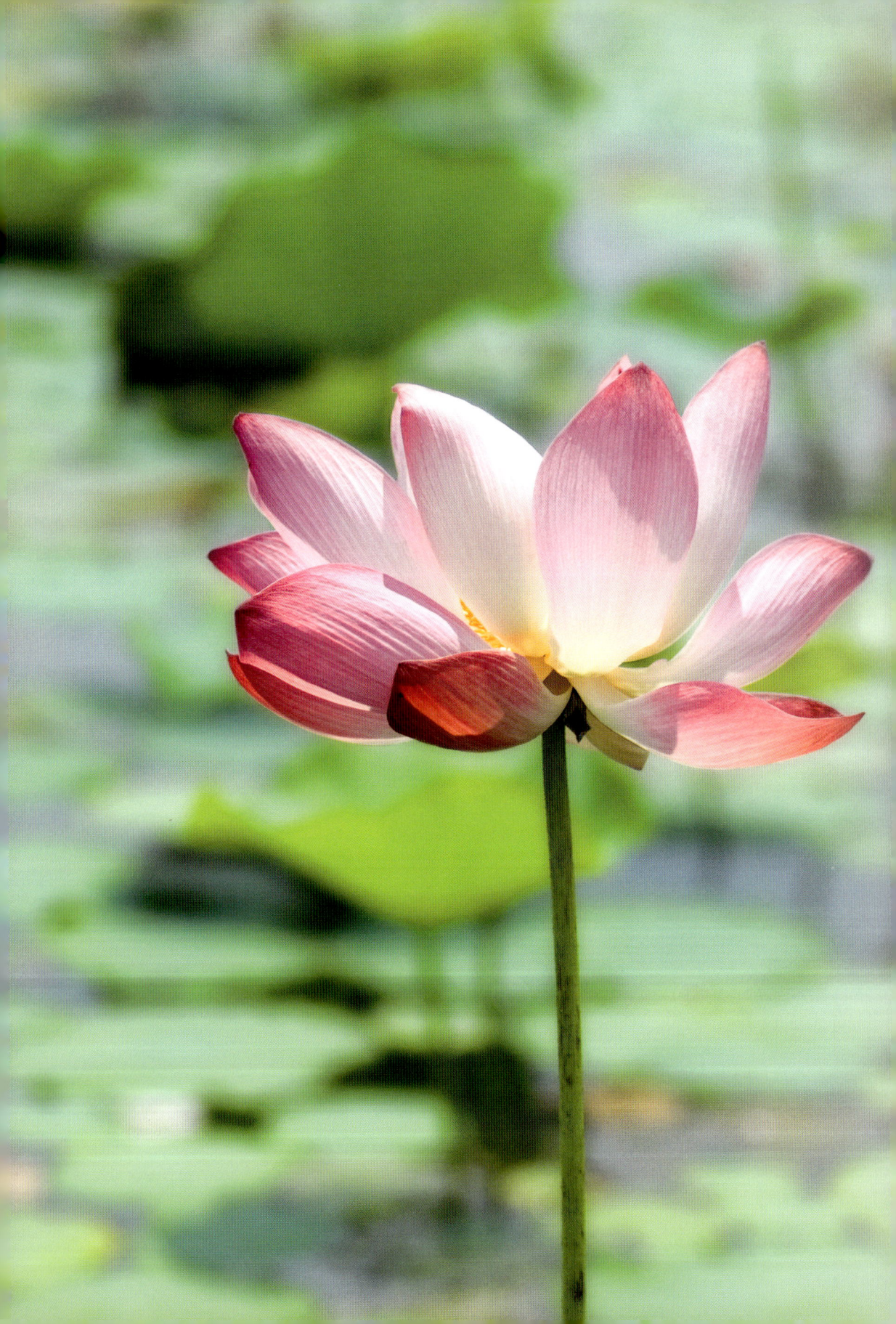

Innere Erkenntnis und Vertrauen

Die Lebensenergien, Doshas, und der Glaube an die Schöpfung

»Es gibt keine Befreiung ohne
die Verwirklichung der eigenen Identität
durch das große Selbst.«

Shankara,
Meister der vedischen Tradition

Die wahren Ziele finden

Sie haben sich die Ziele Ihrer Vergangenheit nochmals vor Augen geführt und analysiert, in welchen Bereichen Sie derzeit Verbesserungspotenzial sehen. Bevor Sie nun Ihre Pläne für die Zukunft entwerfen können, gilt es, noch eine weitere Stufe der Selbstreflexion zu erklimmen. Viele scheinbare Irrwege, die wir in unserem Leben gehen, sind aus vedischer Sicht in mangelndem Vertrauen auf die eigenen Fähigkeiten und die Vollkommenheit der Schöpfung begründet.

Im weiteren Verlauf des Buches werden Sie Übungen kennenlernen, mit denen Sie zur Ruhe kommen, Ihre Wachheit sich selbst und anderen gegenüber schärfen, Wichtiges von Unwichtigem unterscheiden und herausfinden. Wenn Sie ein Hochhaus bauen wollen, dann muss das Fundament tief sein. Schaffen Sie die Erfolgsgrundlage. In diesem Kapitel stärken Sie zunächst mit verschiedenen Übungen Ihren Glauben und lösen sich von negativen Programmierungen.

Schon Kinder werden in der westlichen Gesellschaft einem großen Leistungsdruck ausgesetzt, der für viele das ganze Leben so weitergeht. Die Menschen bewegen sich wie in einem Hamsterrad aus Pflichten und Erwartungen, »weil man das eben so macht«: Schule, Ausbildung, Karriere, Familie, Hausbau, Schulden abzahlen ...

Um zu wissen, was Sie erreichen wollen, sollten Sie sich zunächst einmal Klarheit über Ihre Persönlichkeit verschaffen.

Der ayurvedische Gedanke

In diesem Buch ist nicht von diesen Scheinzielen die Rede, die Ihnen von der Gesellschaft oder Ihrer Familie aufgedrückt werden. Es geht um Ihre wahren Ziele, die mit Ihren innersten Wünschen in Einklang stehen. Der Weg zu diesen Zielen wird Ihnen leichtfallen. Wenn Sie sie erreichen, macht Sie das zufrieden und glücklich.

Wer sind Sie eigentlich?

Um diese echten Ziele zu finden, ist eine sehr genaue Innenschau nötig. Woher soll man wissen, was man will, wenn man gar nicht so genau weiß, wer man ist? Fragen Sie einmal in Ihrem Bekanntenkreis:

Es gibt erschreckend viele Menschen, die sich über die fundamentalen Fragen nach der eigenen Persönlichkeit und den eigenen Wertvorstellungen noch niemals bewusst Gedanken gemacht haben.

Das Selbstbild und das Bild der anderen

Fangen Sie jetzt damit an. Werfen Sie einen Blick in Ihren inneren Spiegel. Die folgenden Fragen sollten Sie, wie schon im ersten Kapitel, schriftlich beantworten. Der Fragebogen auf den Seiten 32 und 33 wird Ihnen dabei behilflich sein. Nehmen Sie sich bewusst Zeit dafür, und suchen Sie sich einen Platz, an dem Sie sich wohlfühlen.

Schätzen Sie sich zunächst alleine ein, und fragen Sie anschließend Menschen, die Sie gut kennen. Das Selbstbild und das Bild, das andere von Ihnen haben, weichen oft erstaunlich stark voneinander ab. Und nicht immer ist die eigene Einschätzung treffender. Gerade wenn Sie ein Mensch sind, der von vielen Selbstzweifeln geplagt wird, neigen Sie vermutlich dazu, Ihre Schwächen zu über- und Ihre Stärken zu unterschätzen.

Mit vedischen Übungen, wie Sie sie in diesem Buch kennenlernen werden, wird es Ihnen immer leichter fallen, sich von negativen Programmierungen und äußeren Einflüssen zu lösen. Sie werden so Zugang zu einer tiefen Seinsebene finden und sich wirklich auf Ihr Urteil verlassen können – mehr als auf jedes andere. Ganz selbstverständlich und aus Ihrem tiefsten Inneren heraus werden Sie sich Ziele setzen, die mit Ihren eigenen Wertvorstellungen im Einklang stehen und Sie glücklich machen.

Erfahrungsgemäß ist der Blick in den inneren Spiegel für die meisten sehr viel schwieriger als der Blick in den äußeren Spiegel. Viele haben Angst vor der Konfrontation mit dem Kern ihres Ichs und schauen deshalb lieber gar nicht so genau hin. Ich möchte Ihnen sagen: Sie haben nichts zu verlieren und alles zu gewinnen! Klarheit über die eigene Persönlichkeit und die inneren Antreiber ist ein ganz entscheidendes Merkmal von erfolgreichen und glücklichen Menschen.

Innere Klarheit ist ein entscheidender Faktor zum Glück.

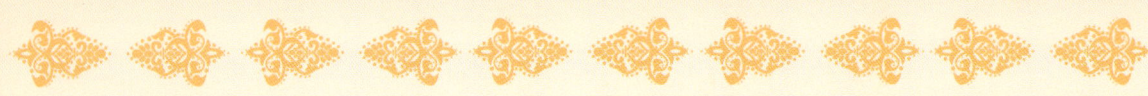

Fragebogen zur Selbstreflexion

● Was und wer motiviert Sie?

....

....

● Welches sind Ihre inneren Antreiber?

....

....

● Welche Werte spielen in Ihrem Leben eine entscheidende Rolle?

....

....

● Welchen Stellenwert haben verschiedene Lebensbereiche für Sie – Beruf, Familie, Freunde, geistiges Wachstum, Gesundheit, Religion?

....

....

● Welche Rolle möchten Sie in der Gesellschaft spielen?

....

....

● Was bedeutet Glück für Sie?

....

....

● Was möchten Sie am Ende Ihres Lebens erreicht haben?

....

....

→ Diesen Fragebogen finden Sie auch als Download unter www.kaya-veda.de/gluecksbuch

● Welcher Spruch soll auf Ihrem Grabstein stehen?

● Was soll dort auf keinen Fall stehen?

● Wenn Sie keine finanziellen Einschränkungen hätten: Was würden Sie tun?

● Was bedeutet Erfolg für Sie?

● Welche Stärken haben Sie? Was können Sie besser als andere?

● Für was werden und wurden Sie gelobt?

● Wo sehen Sie bei sich Schwachpunkte?

● Was macht Sie einzigartig?

Vata, Pitta und Kapha

Die ayurvedische Lehre kann Sie in vielfacher Hinsicht unterstützen, wenn Sie sich selbst besser kennenlernen und die spannende Reise zu sich selbst antreten möchten.

Der ayurvedische Gedanke

Die ayurvedische Lehre beschäftigt sich nicht nur isoliert mit Geist und Seele, sondern auch mit dem Körper. Alle Gedanken und Gefühle haben ihre Entsprechung in der Physiognomie. Ist der Körper im Ungleichgewicht, trifft dies auch für Geist und Seele zu. Wir alle wissen, wie stark unsere geistige Leistungsfähigkeit und unser Handeln beeinflusst werden, je nachdem, wie wir uns fühlen oder ob wir Schmerzen haben.

Der Mensch ist ein Teil der Natur und besteht wie sie aus den Elementen Raum, Luft, Feuer, Wasser und Erde.

Die drei Doshas

Gemäß den Veden ist der Mensch – wie auch das gesamte Universum – aus Raum, Luft, Feuer, Wasser und Erde aufgebaut. In unserem Körper spiegeln sich die fünf Elemente als die drei Lebensenergien, die Doshas. Vata steht dabei für die Elemente Luft und Raum, Pitta für Feuer und Wasser und Kapha für Wasser und Erde. Die Konstitution eines Menschen wird durch die individuelle Verteilung des Doshas bestimmt, mit der er auf die Welt kommt. Diese Mischung nennt man im Sanskrit *Praktrti*, die Natur.

Jede der Lebensenergien hat verschiedene Funktionen im Organismus. Die individuelle Verteilung von Vata, Pitta und Kapha prägt das äußere Erscheinungsbild, die Vorlieben für bestimmte Nahrungsmittel, die Anfälligkeit für Krankheiten und mentale Eigenschaften. Eine physische oder psychische Erkrankung ist immer Indiz dafür, dass die Doshas ins Ungleichgewicht geraten sind. Indische Heiler gaben den Menschen schon vor Tausenden Jahren Anleitungen auf Grundlage des Tridosha-Systems: für eine Lebensführung, die der individuellen Konstitution entspricht und das Gleichgewicht der Kräfte unterstützt.

34

Die Eigenschaften von Vata, Pitta und Kapha

Die meisten Menschen sind Mischtypen, werden aber von einem der Doshas dominiert. Seltener ist die Dominanz von zwei Doshas.

Vata, das Bewegungsprinzip – Raum und Luft

Vata ist für die Sinnesorgane und für das gesamte Nervensystem zuständig. Es befördert die Nahrung im Körper, trennt die Nährstoffe von Abfallprodukten und regelt den Atemkreislauf.

Vata-dominierte Menschen sind enthusiastisch und sehr einfallsreich. Sie können sich hervorragend artikulieren, handeln rasch, sind sehr flexibel und empfindsam. Gleichzeitig haben sie einen ruhelosen Geist, ein schlechtes Gedächtnis und vermeiden Konfrontationen. Sie werden obendrein häufig von Angst, Furcht und Ärger geplagt.

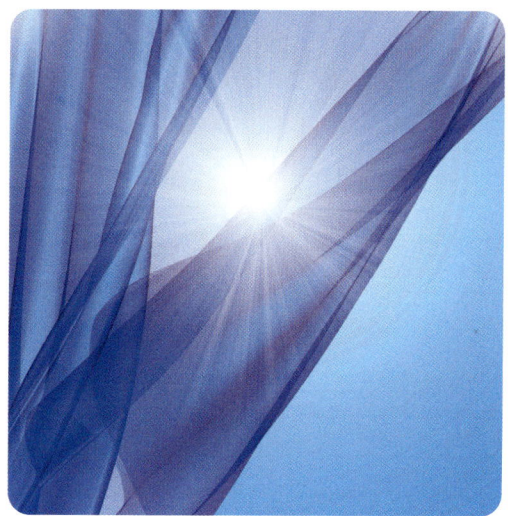

Der Vata-Typ ist leicht zu irritieren und stressanfällig. Er sollte feste Schlafens- und Essenszeiten einhalten.

Pitta, Hitze und Stoffwechsel – Feuer

Pitta ist verantwortlich für Sehkraft, Hunger und Durst, Verdauung, Regulierung der Körperhitze, Geschmeidigkeit und Glanz der Haut, Heiterkeit, Intellekt und sexuelle Spannkraft.

Pitta-Menschen sind Macher. Sie sind hochintelligent, präzise, dynamisch und können in der Regel messerscharf argumentieren. Sie neigen zudem dazu, schnell aggressiv, zornig und gereizt zu werden.

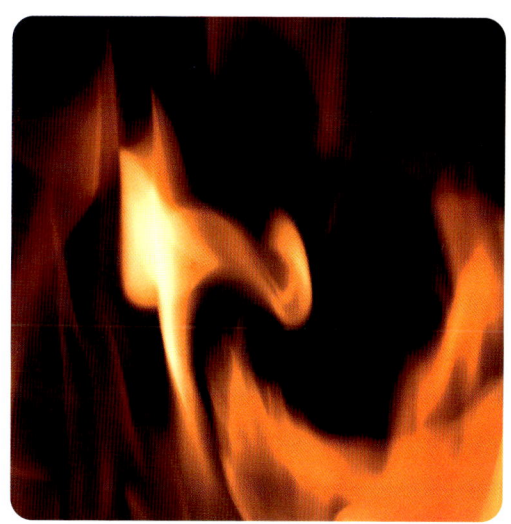

Pitta-Typen neigen dazu, sich selbst zu überfordern, und sollten deshalb lernen, ihre eigenen Grenzen zu respektieren.

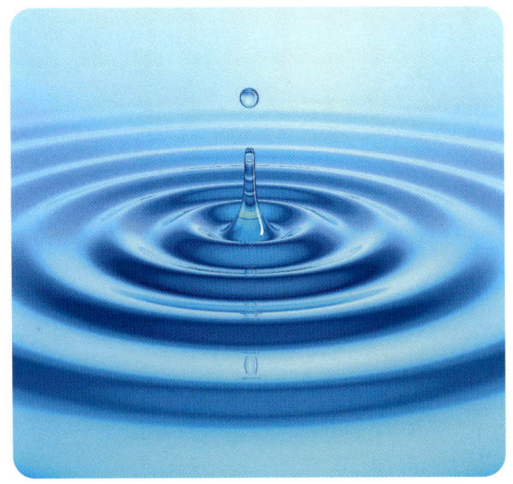

Der Kapha-Typ kommt durch frühes Aufstehen und eine regelmäßige Entgiftung im Frühjahr wieder ins Gleichgewicht.

Kapha, Struktur und Festigkeit – Wasser, Erde

Kapha ist für die Schmierung der Gelenke und Schleimhäute zuständig. Es gibt Kraft, Ausdauer, Potenz, Fruchtbarkeit, Zusammenhalt. Kapha-Typen sind stabil, geduldig und sehr tolerant. Sie werden selten zornig und lassen sich nicht schnell aus der Ruhe bringen. Sie sind großzügig, ehrenhaft und halten meist ihr Wort. Kapha-Menschen reden häufig langsam und neigen zur Lethargie, wenn sie nicht von anderen motiviert werden.

Das Tridosha-System

Alle Tridosha-Typen haben ihre spezifischen Talente und Eigenschaften. Es gibt kein Besser oder Schlechter. In einem idealen Projektteam sollten daher alle Doshas vertreten sein. Der Vata-Typ ist der ruhelose Ideengeber, der hervorragend in ein kreatives Umfeld passt, etwa in eine Werbeagentur oder als Designer. Pitta-Menschen stehen in der Mitte und finden sich aufgrund ihrer häufig überdurchschnittlichen Intelligenz und eines sehr guten Organisations- und Kommunikationstalents ebenfalls häufig in der Managementebene wieder. Der eher langsame Kapha-Geist ist dafür unglaublich ausdauernd. Dank ihrer Steherqualitäten, ihrer Verlässlichkeit und Diplomatie sind diese Typen häufig in Führungsetagen zu finden.

Das Gleichgewicht herstellen

Wenn Sie schon länger das Gefühl haben, dass Sie sich im inneren und äußeren Ungleichgewicht befinden, sollten Sie einen ayurvedakundigen Arzt aufsuchen. Mit verschiedenen Diagnoseverfahren wird er Ihre Doshas bestimmen und ein etwaiges Ungleichgewicht behandeln. Es genügen manchmal schon minimale Änderungen in den

Lebensgewohnheiten, um die Harmonie wiederherzustellen: Den leicht gebauten, ruhelosen Vata-Typ etwa können schon kleine Unregelmäßigkeiten in seinem Leben irritieren. Für diesen stressanfälligen Menschen ist das Einhalten von festen Schlafens- und Essenszeiten sehr wichtig. Er sollte zudem vorzugsweise warme Speisen zu sich nehmen, sich eher weichen, sanften Sportarten wie Tanzen oder Yoga zuwenden und sich öfter Ölmassagen gönnen.

Für den Pitta-Typ mit mittlerem Körperbau ist das Respektieren der eigenen Grenzen sehr wichtig, denn er neigt dazu, sich selbst zu überfordern. Da er von Natur aus einen sehr guten Wärmehaushalt hat, sollte er Hitze meiden. Herausfordernde Sportarten an der frischen Luft wie Skifahren, Klettern, Radfahren und Schwimmen fördern seine Harmonie.

Frühes Aufstehen und eine Entgiftung im Frühjahr bringen den Kapha-Typ wieder ins Gleichgewicht. Warme, leichte und trockene Speisen unterstützen ihn positiv. Für ihn sind alle Sportarten gut, die anregend sind oder die Ausdauer fördern, wie Tischtennis, Fechten, Rudern, Bodybuilding und Klettern.

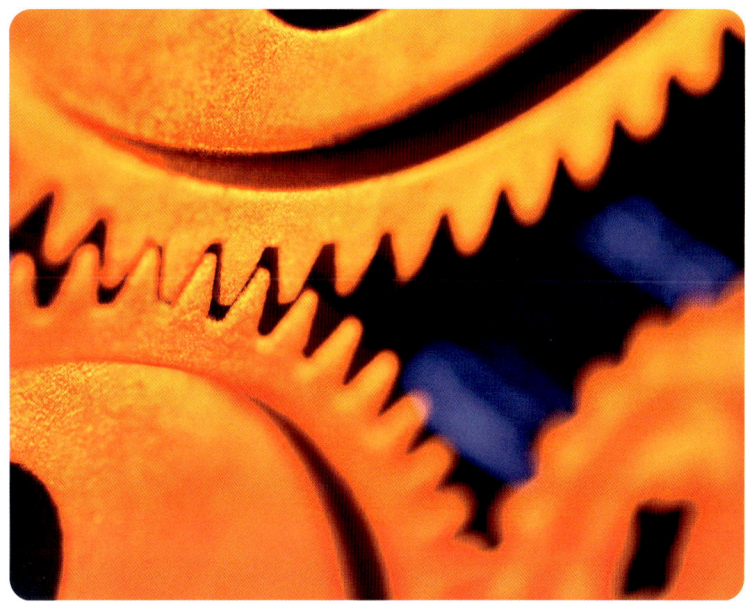

Alle Doshas haben ihre Stärken und können sich, beispielsweise in einem Arbeitsteam, wunderbar ergänzen.

Auch hier lautet das oberste Gebot: Lernen Sie, auf Ihren Körper zu hören und ihm zu vertrauen – er wird Ihnen sagen, was das Richtige für ihn ist.

Welcher Dosha-Typ sind Sie?

Doshas regeln das Befinden und die Gesundheit eines Menschen, darum ist es das Ziel, das natürliche Gleichgewicht zwischen den Doshas zu erreichen. Krankheiten kann vorgebeugt werden und die Gesundheit erhalten bleiben, wenn Ernährung und Pflege des Körpers Ihrem Typ entsprechend zusammengestellt werden.

Es kann durchaus vorkommen, dass Sie keinem bestimmten Dosha-Typ zugeordnet werden können, sondern ein sogenannter Mischtyp aus zwei oder drei Doshas sind. Der nebenstehende Fragebogen soll Ihnen eine grobe Orientierung über Ihren Dosha-Typ geben. Natürlich ersetzt der Test keine eingehende Diagnose. Sie können sich diesen Fragebogen auch aus dem Internet herunterladen.

Wenn Sie Ihren vorherrschenden Dosha-Typ kennen, können Sie mit entsprechender Ernährung und Körperpflege Krankheiten vorbeugen.

Was und wie Sie essen und trinken

Vielleicht fragen Sie sich, warum ich Ihnen an dieser Stelle vedische Ernährungstipps präsentiere, wo es doch um Selbstreflexion und Selbstfindung geht. Auf den Punkt bringt es das viel zitierte Sprichwort »Man ist, was man isst«. Im vedischen Sinn möchte ich noch ergänzen: Sie sind, was Sie essen und trinken – und wie Sie es tun.

Ayurveda legt großen Wert auf die richtige Ernährung, stellt aber keine dogmatischen Regeln auf. Die individuellen Bedürfnisse sind ohnehin zu unterschiedlich und hängen vom Dosha-Typ, von der Lebensphase, der Jahreszeit, der emotionalen Befindlichkeit und vielen anderen Aspekten ab.

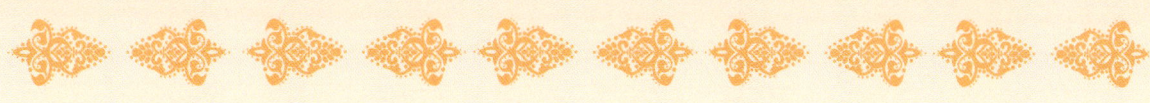

Ermitteln Sie Ihren vorherrschenden Dosha-Typ

	VATA	**PITTA**	**KAPHA**
Körperbau	○ leicht, dünn	○ mittelschwer, mittelgroß	○ schwer, massig
Haut	○ trocken, rau	○ sanft, gelblich	○ dick, kalt, ölig
Haare	○ trocken	○ dünn, früh ergraut	○ kräftig, fettig, Haarausfall
Schultern	○ schmal, klein, flach	○ durchschnittlich gebaut	○ breit, fest, gut gebaut
Körperkraft	○ schwach	○ durchschnittlich, schwer	○ exzellent zu bändigen
Hunger	○ unregelmäßig	○ regelmäßige Mahlzeiten	○ kann leicht auf Mahlzeiten verzichten
Essen	○ liebt Süßigkeiten	○ hat einen guten Appetit	○ guter Appetit, mag scharf gewürztes Essen
Trinken	○ mag warme Getränke	○ liebt kalte Getränke	○ mag kalte Getränke
Schlaf	○ leichter, unterbrochener Schlaf	○ erholsamer Schlaf	○ erholsamer langer und tiefer Schlaf
Gedächtnis	○ schnelle Auffassung, schnell vergesslich	○ gutes Gedächtnis	○ gutes Langzeitgedächtnis
Bewegung	○ viel, schnell	○ exakt, bestimmt	○ langsam und gleichmäßig
Einstellung	○ unentschlossen, schnell	○ bestimmt, hitzig, wetteifernd, stur, entschlossen	○ entschieden, beständig, langsam, aber gewissenhaft
Beziehungen	○ oft wechselnde Beziehungen	○ Durchschnitt	○ stark, gute Freunde, stabile Freund-/Feindschaften
Reaktion bei Stresssituationen	○ schnell erregt, ängstlich, genervt	○ schnell verärgert, gereizt, kritisch	○ ruhig und gelassen
Stimmungen	○ wechseln schnell	○ wechselnd	○ stabil, Intensiv
Geistige Aktivität	○ wacher, ruheloser Geist	○ scharfer Intellekt, einfallsreich, tüchtig, stabil	○ gelassen, Perfektionist
Krankheit	○ generell anfällig, Nervenkrankheiten	○ Fieber, Entzündungen	○ Schleim, Schleimhäute der oberen Körperhälfte
Gesamtpunkte			

➜ **Diesen Fragebogen finden Sie auch als Download unter www.kaya-veda.de/gluecksbuch**

Die Mahlzeiten sollten möglichst alle sechs Geschmacksrichtungen enthalten: süß, sauer, herb, salzig, scharf und bitter.

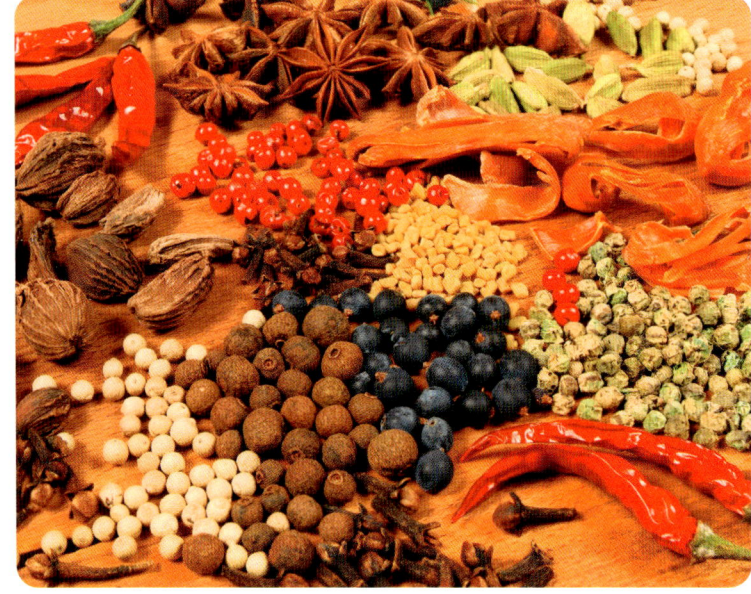

Noch wichtiger als gesunde, zum Typ passende Lebensmittel zu sich zu nehmen, ist die Verdauung. Viele Gewohnheiten, die sich in der westlichen Welt etabliert haben, sind für einen funktionierenden Stoffwechsel Gift. Allen voran: Das Essen wird nebenbei hinuntergeschlungen und die große, deftige Hauptmahlzeit sehr häufig am Abend eingenommen. Wenn Ihnen also öfter »etwas im Magen liegt«, überprüfen Sie neben Ihren seelischen Verdauungsmechanismen auch Ihre Essensrituale.

Das Verdauungsfeuer

Die vedische Empfehlung lautet: Konzentrieren Sie sich auf Ihre Mahlzeiten, und zelebrieren Sie sie. Die Mahlzeiten sollten möglichst alle sechs Geschmacksrichtungen enthalten, also süß, sauer, herb, salzig, scharf, bitter. Essen Sie möglichst immer zum gleichen Zeitpunkt, und planen Sie die Hauptmahlzeit zur Mittagszeit ein. So müssen Ihre Verdauungsorgane in der Nacht nicht arbeiten und können sich regenerieren.

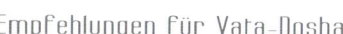

Zur Stärkung des Verdauungsfeuers setzt die vedische Ernährung zudem auf leicht gekochte Lebensmittel und verschiedene Kräuter und Gewürze.

Trinken Sie außerdem viel Kräutertee oder einfach abgekochtes, heißes Wasser. Dieses hat eine stark reinigende Wirkung. Unter normalen Umständen sollten Sie mindestens 1,5 bis 2 Liter Flüssigkeit zu sich nehmen. Es ist dabei wichtig, nicht erst zu trinken, wenn Sie Durst empfinden. Das Durstgefühl stellt sich ein, wenn Sie mehr als 0,5 % Ihres Gewichts in Form von Flüssigkeit verloren haben – dann aber ist das Flüssigkeitsniveau bereits zu niedrig.

Wasser ist unser Treibstoff. Es transportiert Blut, Harn und Schweiß und dient als Lösungsmittel für alle Stoffe in den Zellen unseres Körpers. Damit sorgt das Wasser für die Regulierung der Körpertemperatur, für die Versorgung aller Körperregionen mit lebenswichtigen Nährstoffen und für den Abtransport zahlreicher Abfallstoffe aus dem Körper.

Nehmen Sie möglichst Ihre Hauptmahlzeit zur Mittagszeit ein.

Empfehlungen für Vata-Dosha

Vata-Typen sollten regelmäßig und langsam essen. Lebensmittel in den Geschmackrichtungen süß, sauer, fett, saftig und salzig, wärmend, nährend, befeuchtend und feucht sind besonders zu empfehlen. Generell sollten Speisen und Getränke, die scharf, bitter, herb, kalt, leicht, trocken und fettarm sind, gemieden werden. Achten Sie besonders auf eine ausreichende Menge der Mahlzeiten.

Empfohlene Nahrungsmittel für Vata-Dosha

Gemüse

Süßkartoffel, Bohnenkeimlinge, Spinat, Blumenkohl, Brokkoli, Rosenkohl, Kartoffeln, Auberginen, Artischocken, Fenchel, Rettich, Gurken, Zucchini, Karotten, Rote Bete, Spargel, Okra, Tomaten, Kürbis

25 ayurvedische Tipps für eine gesunde Ernährung und Lebensweise

Unabhängig davon, welchem Dosha-Typ Sie angehören, sollten Sie diese Tipps für eine gesunde Ernährung und Lebensweise in Ihr Leben integrieren.

1. Trinken Sie jeden Morgen auf nüchternen Magen ein großes Glas lauwarmes Wasser.

2. Kaufen Sie frische und saisongemäße Nahrungsmittel von bestmöglicher Qualität ein.

3. Informieren Sie sich beim Einkaufen über die Bedeutung der deklarierten E-Nummern in Lebensmitteln.

4. Bereiten Sie das Essen mit Liebe zu, essen Sie in einer schönen, Ihnen angenehmen Umgebung, auch das Auge darf sich freuen.

5. Verwenden Sie keine denaturierten Lebensmittel, keine Mikrowellen, und wärmen Sie nichts auf.

6. Kochen Sie nicht mit tierischen Fetten, auch pflanzliche Fette sollten in Maßen verwendet werden.

7. Verwenden Sie keinen Industriezucker, süßen Sie alternativ mit Honig oder Ahornsirup.

8. Essen Sie bewusst, und genießen Sie das Essen.

9. Kauen Sie jeden Bissen ausgiebig, und speicheln Sie die Nahrung gut ein.

10. Essen Sie langsam, nicht zu viel, und essen Sie nur, wenn Sie wirklich Hunger haben.

11. Essen Sie Rohkost wie Salat und Obst nur tagsüber.

12. Essen Sie Obst immer alleine, kombiniert mit anderen Lebensmitteln verzögert sich die Verdauung.

13. **Essen Sie abends leicht verdauliche Nahrungsmittel wie Gemüsesuppe oder Milchreis.**

14. **Essen Sie wenig tierisches Eiweiß, Soja ist eine gute Alternative.**

15. **Essen Sie nicht zu spät, wenn möglich nicht nach 19 Uhr.**

16. **Meiden Sie Genussmittel in übermäßigen Mengen (beispielsweise Alkohol, Kaffee, Schwarztee und Schokolade).**

17. **Trinken Sie mindestens 2 bis 3 Liter Flüssigkeit am Tag, am besten stilles Wasser.**

18. **Meiden Sie grundsätzlich kalte Getränke.**

19. **Trinken Sie nicht zum Essen, eine halbe Stunde vorher oder nachher ist empfehlenswert.**

20. **Meiden Sie phosphathaltige Getränke wie Cola, Pepsi oder Limonade.**

21. **Endecken Sie die Freude an der Bewegung, und finden Sie heraus, welche Bewegungsart Ihnen Spaß macht: Laufen, Gehen, Schwimmen, Radfahren.**

22. **Verzichten Sie auf das Rauchen.**

23. **Freuen Sie sich (wieder) an den kleinen Dingen des Lebens.**

24. **Begegnen Sie anderen Menschen freundschaftlich, und pflegen Sie zwischenmenschliche Beziehungen.**

25. **Denken Sie positiv, und nützen Sie die Kraft der Gedanken.**

Jeder Organismus reagiert individuell. Achten Sie deshalb auf die Signale Ihres Körpers, und werden Sie hellhörig für seine Sprache.

Getreide
Dinkel, Haferflocken, Weizen, Reis (Basmatireis)

Hülsenfrüchte
Mungbohnen, rote Linsen, Tofu, Sojaprodukte

Milchprodukte
Joghurt, Lassi, Sahne, Frischkäse, Butter, Ghee (Rezept Seite 70), Buttermilch

Obst
Granatäpfel, Kiwis, Birnen, süße Äpfel, Rosinen, Datteln, süße Orangen, Zitronen, Trauben, Feigen (sowohl frisch als auch getrocknet), Aprikosen, Pfirsiche, Kirschen, Avocados, Beeren, Pflaumen, Ananas, Papayas, Melonen, Mangos, Bananen, getrocknete süße Früchte

Fleisch / Eier
Eier, Meeresfrüchte, Lamm, Hühnchen, Truthahn

Gewürze
Koriander, Fenchelsamen, Tamarinde, Anis, Asa foetida (Hing), Steinsalz, Gelbwurz (Kurkuma), schwarzer Pfeffer in kleinen Mengen, Salbei, Safran, Paprika, Piment, Liebstöckel, Kresse, Petersilie, Muskat, Majoran, Oregano, Kümmel, Thymian, Rosmarin, Basilikum, Estragon, Senfkörner, Kreuzkümmel, Zimt, Kardamom, Nelken, Ingwer

Öle / Fette
Alle Öle, Ghee

Süßungsmittel
Ursüße, Palmzucker, Sirup, Melasse, Zuckerrohrprodukte, brauner Zucker

Vata-Typen sollten Lebensmittel in den Geschmackrichtungen süß, sauer, fett, saftig und salzig bevorzugen. Generell sollten sie langsam und vor allem genügend essen.

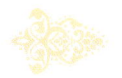

Empfehlungen für Pitta-Dosha

Pitta-Typen sollten rechtzeitig essen und nicht erst, wenn der Hunger nagt. Lebensmittel in den Geschmacksrichtungen süß, bitter und herb sind zu empfehlen, ebenso solche Lebensmittel, die kühlend sind. Generell sollten Speisen und Getränke gemieden werden, die scharf, heiß, sauer und salzig sind.

Empfohlene Nahrungsmittel für Pitta-Dosha

Gemüse

Süße und bittere Gemüsesorten wie Sellerie, Gurken, Zucchini, Kürbis, Sellerie, Kohl, Spargel, Blumenkohl, Brokkoli, Kartoffeln, Keimlinge, grüne Blattgemüse, Mangoldsalat, Wirsing, Kopfsalat, Spinat, Artischocken, zarte Auberginen, Fenchel, Okra, Chicorée, Papaya, Süßkartoffeln, grüner süßer Pfeffer

Für Pitta-Typen sind süße, bittere und herbe Speisen zu empfehlen. Sie sollten essen, bevor sie hungrig sind.

Getreide

Gerste, Haferlocken, Weizen, weißer Reis (Basmatireis)

Hülsenfrüchte

Alle Hülsenfrüchte wie z. B. grüne Bohnen, frische Erbsen, Sojaprodukte, Mungbohnen, ebenso alle anderen Hülsenfruchte außer Linsen

Milchprodukte

Sahne, süße Buttermilch, Lassi, Milch, Butter, Ghee (Rezept Seite 70), Frischkäse in kleinen Mengen

Obst

Generell süße Früchte wie beispielsweise Feigen, Kiwis, Aprikosen, Datteln, Granatäpfel, Äpfel, süße Orangen, süße Ananas, Rosinen, süße Trauben, Birnen, Feigen, Avocados, süße Melonen, Mangos, Bananen

Fleisch / Eier

Eier, Wild, Hase, Fasan, Truthahn, Huhn

Gewürze

Lavendel, Zinnkraut, Schafgarbe, Sennesblätter, Brennnessel, Haferstroh, Johanniskraut, Hibiskus, Malve, Holunder, Kamille, Minze, in kleinen Mengen schwarzer Pfeffer, frische Gartenkräuter, Gelbwurz, Safran, Fenchel, Kardamom, Koriander

Öle / Fette

Sojaöl, Kokosöl, Ghee, Sonnenblumenöl, Olivenöl

Süßungsmittel

Palmzucker, Ursüße, Kandiszucker, Honig

Empfehlungen für Kapha-Dosha

Kapha-Typen sollten das Frühstück, wenn möglich, durch einen halben Liter warmen Ingwertee ersetzen.

Kapha-Typen sollten eventuell auf das Frühstück verzichten und stattdessen besser 1/2 Liter warmen Ingwertee (aus getrockneter Wurzel) trinken. Lebensmittel in den Geschmackrichtungen scharf, bitter und herb sind zu empfehlen, die leicht und trocken sind. Generell sollten Speisen und Getränke gemieden werden, die fett, süß, sauer, salzig und schwer verdaulich sind.

Empfohlene Nahrungsmittel für Kapha-Dosha

Gemüse

Auberginen, Blumenkohl, Brokkoli, Rote Bete, Erbsen, Mangold, Karotten, weiße Kartoffeln, Okra, Paprika, Pilze, Radieschen, Rettiche, Rosenkohl, Rot- und Weißkohl, Salat, Spargel, Spinat, Sprossen, Stangensellerie, Zwiebeln

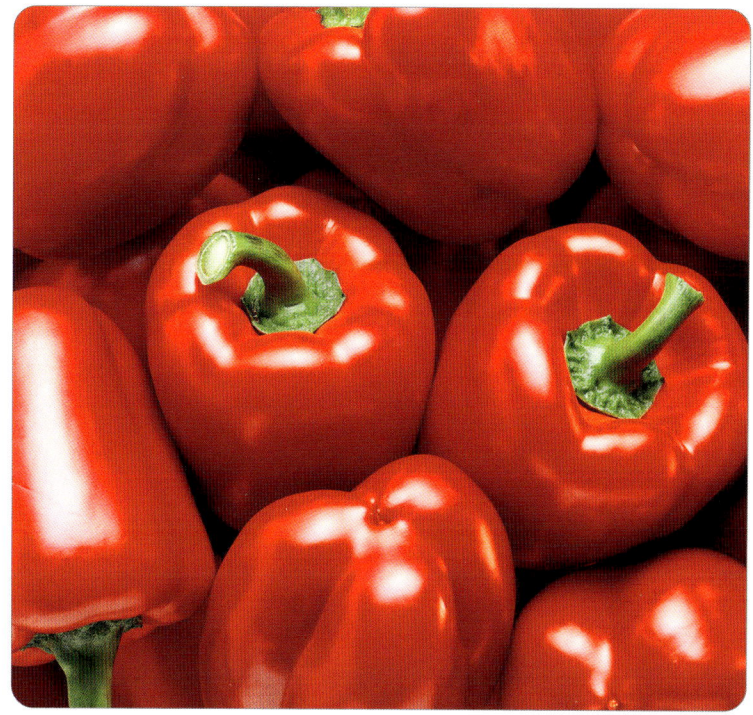

Im Ayurveda kommt der richtigen Ernährung große Bedeutung zu.

Getreide
Basmatireis (in Maßen), Buchweizen, Gerste, trockener Hafer, Hirse, Mais, Roggen

Hülsenfrüchte
Alle Arten von Hülsenfrüchten, z. B. weiße Bohnen, Mungbohnen und schwarze Linsen, Sojabohnen in Maßen

Milchprodukte
Magermilch, Vollmilch, Ziegenmilch, Ghee (Rezept Seite 70)

Obst
Äpfel, Birnen, Granatäpfel, getrocknete Feigen, Kirschen, Mangos, Persimonen, Pfirsiche, getrocknete Pflaumen, Preiselbeeren, Rosinen, frische und getrocknete Aprikosen

Kapha-Typen sollten Lebensmittel in den Geschmacksrichtungen scharf, bitter und herb bevorzugen.

47

Fleisch / Eier

Hühnchen, Truthahn, Wild in kleinen Mengen, Garnelen, Eier

Gewürze

Zu empfehlen generell scharfe Gewürze wie schwarzer Pfeffer, Ingwer, Koriander, Gelbwurz (Kurkuma), Nelken, Kardamom, Zimt, Kreuzkümmel, Basilikum, Kümmel, Majoran, Muskat, Zitrone, Lavendel

Öle / Fette

Maisöl, Sonnenblumenöl, Senföl, Sesamöl, Olivenöl und in kleinen Mengen Mandelöl

Süßungsmittel

Honig

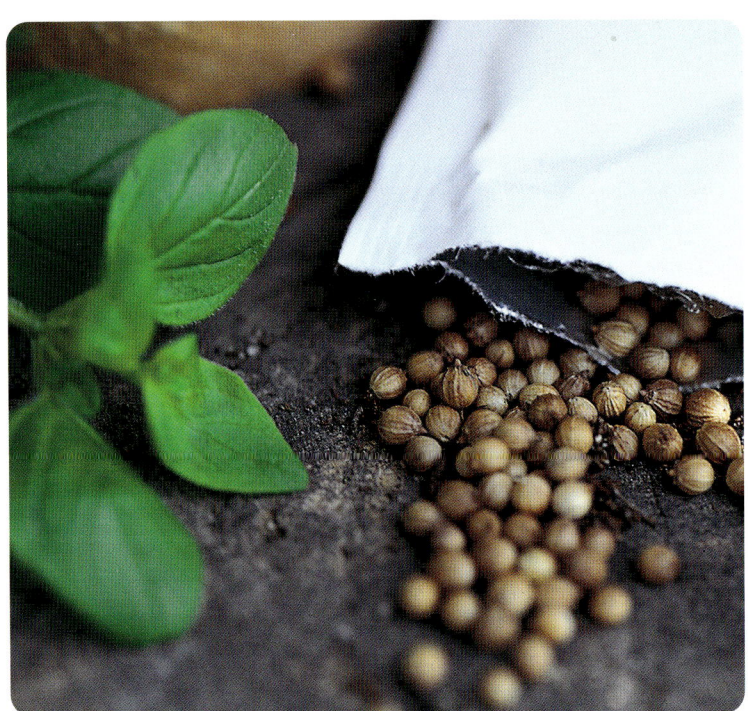

Um das Verdauungsfeuer zu stärken, werden im Ayurveda gezielt Kräuter und Gewürze verwendet.

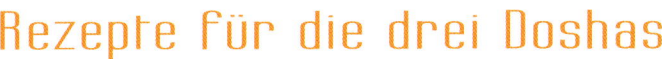

Rezepte für die drei Doshas

Die nachstehenden Rezepte wurden freundlicherweise von Gudrun Glock, Ayurveda-Köchin, -Ernährungs- und -Gesundheitsberaterin, zusammengestellt. Gewürze und andere Zutaten sind entsprechend den zu bevorzugenden Eigenschaften der Nahrungsmittel so ausgewählt, dass sie das jeweilige Dosha nicht erhöhen. Als Eiweißlieferant können Hülsenfrüchte dienen, z.B. Mungbohnen, die von allen Typen gut vertragen werden.

Die Rezeptvorschläge sehen drei Mahlzeiten pro Tag vor: einen ayurvedischen Frühstückbrei (warmes Getreide), ein Mittagessen, bestehend aus gemischten Gemüsen mit Beilage, und eine Abendsuppe.

Drei Rezepte für Vata-Dosha

Ayurvedischer Frühstücksbrei —
warmes Getreide

Zutaten:

3 Handvoll Hafer- oder Dinkelflocken

1 TL Sesamsamen

1 EL Ghee (Rezept Seite 70)

1 TL frischer geriebener Ingwer

3 Datteln

Je 1 Prise Kardamom, Zimt, Vanille, Fenchel, Anis, Safran

Zubereitung:

Die Samen und Flocken im Topf leicht anbräunen. Ghee und gemahlene Gewürze dazugeben. Mit Wasser aufgießen. Klein geschnittene Trockenfrüchte und frischen Ingwer dazugeben. Kurz aufkochen. Den Topf zudecken und den Herd ausschalten. Den geschlossenen Topf 15 Minuten auf der Herdplatte stehen lassen. Zum Schluss 1 TL Ghee über das Müsli in der Schüssel geben.

Das Frühstück für Vata-Dosha besteht aus einem warmen Brei aus Hafer- oder Dinkelflocken mit Sesamsamen.

Ingwer regt die Verdauung an, stärkt das Immunsystem und wirkt verjüngend.

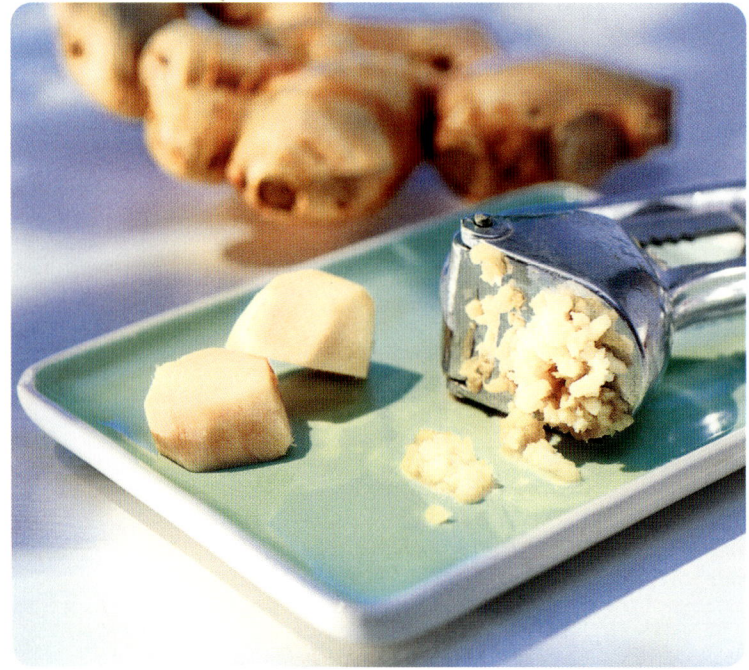

Mittagessen – gemischtes Gemüse mit Beilage

Zutaten:

2 EL Ghee (Rezept Seite 70)

1 Frühlingszwiebel, waschen und in feine Ringe schneiden

1 Zehe Knoblauch, abziehen und fein schneiden

1 EL frischer geriebener Ingwer

10 schwarze Oliven, entkernen und halbieren

3 mittelgroße Karotten, waschen und in Scheiben schneiden

1/2 Stange Zimt

1/2 TL Fenchel, mahlen

1/2 TL Anis, mahlen

1 TL italienische Kräuter

1/4 l Tomatenpassata

1 Prise Vollrohrzucker, Salz, Pfeffer

Olivenöl

Zum Mittagessen gibt es für Vata-Typen Karottengemüse und geschälten Reis.

Zubereitung:

Ghee im Topf erhitzen. Frühlingszwiebel, Knoblauch, Ingwer und Zimtstange darin leicht anbraten. Dann Anis-, Fenchelpulver und getrocknete Kräuter zugeben und zart anbraten. Mit Tomatenpassata aufgießen. 15 Minuten köcheln lassen. Zwischendurch umrühren, damit nichts ansetzt. Mit einem Schuss Wasser aufgießen, die Karotten und Oliven dazugeben, und garen, bis die Karotten bissfest sind. Mit 1 Prise Vollrohrzucker, Salz und Pfeffer abschmecken und mit 1 Schuss Olivenöl verfeinern.

Als Beilage: geschälter Reis mit Kardamom und Cashewnüssen

Abendessen – Selleriesuppe

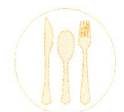

Zutaten:

2 EL Ghee (Rezept Seite 70)

Schwarzkümmel

200 g Sellerieknolle, waschen und würfeln

1/2 Gemüsezwiebel, abziehen und würfeln

100 g mehlige Kartoffeln, schälen und würfeln

1 Scheibe frischer Ingwer

1 EL Rosinen

3/4 TL Gelbwurz

1/2 l Gemüsebrühe

1 Schuss Sahne

2 EL frisches gehacktes Basilikum

Salz, Pfeffer, 1 Prise Muskat

1 TL Ghee in den Suppenteller

Vata-Typen sollten zum Abendessen eine Selleriesuppe zu sich nehmen.

Zubereitung:

Ghee im Topf erhitzen. Schwarzkümmel, Sellerie und Zwiebel darin braten. Dann Kartoffeln, Ingwer, Rosinen, Gelbwurz und Gemüsebrühe dazugeben. Aufkochen, pürieren und mit Salz, Pfeffer, Muskat und Sahne abschmecken. Mit Basilikum garnieren und 1 weiteren TL Ghee in der Suppe servieren.

Drei Rezepte für Pitta-Dosha

Ayurvedischer Frühstücksbrei – warmes Getreide

Zutaten:

3 Handvoll Dinkel- oder Weizenflocken

1 EL Mandeln

1 EL Ghee (Rezept Seite 70)

1 TL frischer geriebener Ingwer

1 EL Rosinen

Je 1 Prise Kardamom, Nelke, Vanille, Safran, Anis

Der Frühstücksbrei für das Pitta-Dosha besteht aus Dinkel- bzw. Weizenflocken. Zum Mittagessen gibt es gemischtes Gemüse mit braunem Reis.

Zubereitung:

Die zerstoßenen Mandeln sowie die Flocken im Topf leicht anbräunen. Ghee und die gemahlenen Gewürze dazugeben. Mit Wasser aufgießen. Die klein geschnittenen Trockenfrüchte und den frischen Ingwer dazugeben. Alles kurz aufkochen. Dann den Topf mit einem Deckel zudecken und den Herd ausschalten. Den geschlossenen Topf 15 Minuten auf der Herdplatte stehen lassen. Fertig! Zum Schluss gerne noch 1 TL Ghee über das Müsli in der Schüssel geben.

Mittagessen – gemischtes Gemüse mit Beilage

Zutaten:

2 EL Ghee (Rezept Seite 70)

1/2 Zwiebel, abziehen und würfeln

1 Zehe Knoblauch, abziehen und fein schneiden

1 TL frischer geriebener Ingwer

1 Fenchelknolle, waschen, vierteln und in 1 cm dicke Scheiben schneiden

2 mittelgroße Karotten, waschen und klein würfeln

1 TL Anis, mahlen

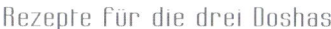
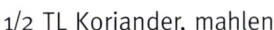

1/2 TL Koriander, mahlen

1/4 TL Bockshornkleesamen, mahlen

1 Prise Kurkuma

2 aufgestoßene Kapseln Kardamom

1 TL Rosmarin

1 Spritzer Zitronensaft

Salz, Pfeffer

Zubereitung:

Ghee im Topf erhitzen. Zwiebel, Knoblauch und Ingwer darin anbraten. Kardamomkapseln dazugeben. Dann die gemahlenen Gewürze leicht mit anbraten. Mit 1 Schuss Wasser aufgießen.

Den Fenchel und die Karotten dazugeben. Gar kochen, bis das Gemüse bissfest ist. Mit Salz, Pfeffer und 1 Spritzer Zitronensaft abschmecken.

Als Beilage: brauner Reis mit Zimtstange

Abendessen — Blumenkohlsuppe

Zutaten:

2 EL Ghee (Rezept Seite 70)

200 g Blumenkohl, waschen und in Stücke schneiden

100 g mehlige Kartoffeln, schälen und würfeln

1 TL Koriander, mahlen

1 TL Kreuzkümmel, mahlen

1/2 TL Fenchel, mahlen

1/2 Anis, mahlen

1 Prise Gelbwurz

1/2 l Gemüsebrühe

1 EL Kapern

1 TL süßes Paprikapulver

Salz, Pfeffer

Dill, hacken

1 TL Ghee in den Suppenteller

Zum Abendessen empfiehlt sich für Pitta-Typen eine Blumenkohlsuppe.

Zubereitung:

Ghee im Topf erhitzen. Koriander, Kreuzkümmel, Fenchel und Anis leicht darin anbraten. Mit Gemüsebrühe aufgießen. Kapern und süßes Paprikapulver hinzugeben. Aufkochen, pürieren, mit Salz und Pfeffer abschmecken und mit Dill garnieren. Mit 1 zusätzlichen TL Ghee im Teller servieren.

Drei Rezepte für Kapha-Dosha

Ayurvedischer Frühstücksbrei – warmes Getreide

Zutaten:

2 Handvoll Gerstenflocken

3 EL Kürbissamen

1 TL Ghee (Rezept Seite 70)

3 Pflaumen, getrocknet oder frisch

Je 1 Prise Ingwerpulver, Zimt, Safran

Der warme Frühstücks-
brei für Kapha-Typen
besteht aus Gersten-
flocken und Kürbis-
samen.

Zubereitung:

Die Kürbissamen und die Gerstenflocken im Topf leicht anbräunen. Ghee und die gemahlenen Gewürze dazugeben. Mit Wasser aufgießen. Klein geschnittene Trockenfrüchte dazugeben. Kurz aufkochen. Den Topf mit einem Deckel zudecken und den Herd ausschalten. Den geschlossenen Topf 15 Minuten auf der Herdplatte stehen lassen. Fertig!

Mittagessen – gemischtes Gemüse mit Beilage

Zutaten:

1 EL Ghee (Rezept Seite 70)

400 g Brokkoli, waschen, Stiel abschneiden, in Röschen zerteilen, Stiel schälen und in Würfel schneiden

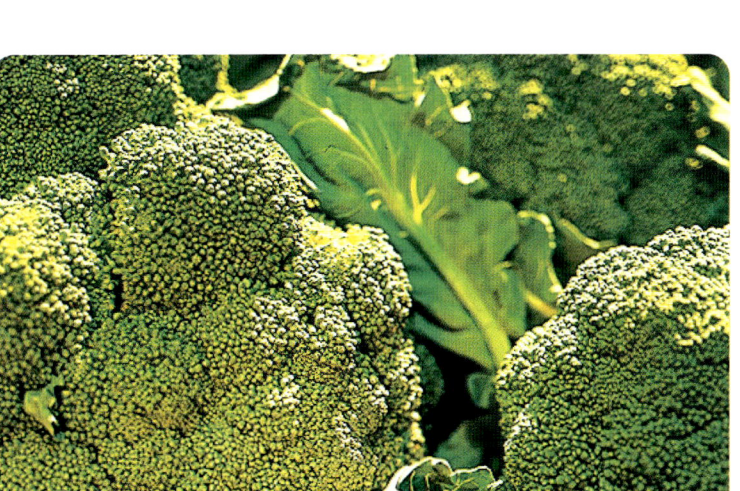

Für Kapha-Typen gibt es zum Mittagessen Brokkoligemüse sowie Hirse mit Rosmarin als Beilage.

1 l Wasser mit 1 Prise Kreuzkümmel und 3 Lorbeerblättern
1 TL getrockneter Majoran
1/2 TL Kreuzkümmel, mahlen
1/2 TL Kümmel, mahlen
1/2 TL Ingwerpulver
1/4 TL Bockshornkleesamen, mahlen
1 Prise Gelbwurz
2 aufgestoßene Kapseln Kardamom
Salz, Pfeffer, Chili
1 Prise Muskat

Zubereitung:
Das Wasser mit 1 Prise Salz, dem Kreuzkümmel und den Lorbeerblättern zum Kochen bringen. Brokkoli ca. 3 Minuten darin blan-
chieren. Abseihen, dabei Kochwasser auffangen, und kalt abschwen-
ken. Zur Seite stellen.

Ghee im Topf erhitzen. Brokkolistiele anbraten. Dann Majoran, Kreuzkümmel, Kümmel, Ingwerpulver, Bockshornklee und Gelbwurz dazugeben und leicht mit anbraten. Mit etwas Kochwasser aufgießen. Kardamom und 1 Prise Chili zugeben. Köcheln lassen, bis die Stiele gar sind. Dann die blanchierten Brokkoliröschen in den Sud geben und kurz mit aufwärmen. Am Ende mit Salz und Pfeffer abschmecken.

Als Beilage: Hirse mit Rosmarin

Abendessen – Mangoldsuppe

Zutaten:

1 EL Ghee (Rezept Seite 70)

2 Handvoll Gerstenflocken

1/4 Sellerieknolle, waschen und würfeln

1 Knoblauchzehe

1 Mangoldstaude, waschen und mit den Stielen in grobe Scheiben schneiden

1/2 TL Kreuzkümmel, mahlen

1 TL Ingwerpulver

1 getrocknete Feige, entstielen und klein würfeln

1/2 TL getrockneter Majoran

1/2 TL getrockneter Thymian

1/2 l Gemüsebrühe

Salz

Zum Abendessen für Kapha-Dosha empfiehlt sich eine Gemüsesuppe auf der Basis von Mangold.

Zubereitung:

Gerstenflocken im Topf anrösten, bis ein leicht nussiger Duft entsteht. In eine Schüssel geben und zur Seite stellen. Dann Ghee im Topf erhitzen, Sellerie und Knoblauch darin anbraten. Kreuzkümmel- und Ingwerpulver dazugeben und kurz mit anbraten. Mangold, Feige, Gerstenflocken, Majoran und Thymian dazugeben und mit Gemüsebrühe aufgießen. 10 Minuten kochen, dann pürieren. Mit Salz und Pfeffer abschmecken.

Ayurvedische Entschlackungs- und Entgiftungskur

Sollten Ihre Doshas in einem stärkeren Ungleichgewicht sein, verschreiben ayurvedische Ärzte Ihnen keine chemischen Medikamente. Sie stellen auf sanfte Art die Harmonie wieder her und reinigen Ihren Körper. »Panchakarma« ist eine intensive Entgiftungskur, bei der mit verschiedenen Maßnahmen wie Ölmassagen, Fasten und Ausleitung gearbeitet wird. Wie in der gesamten indischen Heilslehre werden dabei nicht nur Symptome bekämpft, sondern die Selbstheilungskräfte des Körpers angeregt. So wird eine langfristige Gesundung erreicht.

Bevor Sie mit der Reinigungs- und Entschlackungskur beginnen, lesen Sie bitte die Anweisungen sorgfältig durch. Falls Sie bei einem Ayurveda-Therapeuten in Behandlung sind, besprechen Sie die Anwendungen auch mit ihm.

ACHTUNG: Sprechen Sie, bevor Sie mit einer ayurvedischen Reinigungs- und Entschlackungskur beginnen, zur Sicherheit auf jeden Fall mit Ihrem behandelnden Arzt.

Die regelmäßige Reinigung des Körpers

Im Ayurveda wird eine Panchakarma-Kur – eine mehrwöchige, tiefgehende Ayurveda-Entschlackungskur – mindestens ein- bis zweimal im Jahr empfohlen. Wenn Sie keine Möglichkeit haben, eine intensive Panchakarma-Kur zu machen, bietet Ihnen das im Folgenden beschriebene Reinigungsprogramm eine kompakte, effektive Alternative. Es bringt die Doshas ins Gleichgewicht, korrigiert das Agni (Verdauungsfeuer), reinigt die Shrotas (Kanäle) und kräftigt alle Dhatus (Gewebe). Die Kur befreit Körper, Geist und Emotionen von Ama (Schlacken, Toxinen) und hilft, Übergewicht und Wasseransammlungen im Gewebe zu reduzieren. Zusätzlich verschafft Ihnen diese Entschlackungs- und Entgiftungskur Erdung, Stärke, Energie und Vitalität. Allgemein verbessert sie die Körperfunktionen, stärkt das Immunsystem und setzt innere Heilkräfte frei. Sie verleiht Körper, Geist und Seele einen jugendlichen Schwung und gibt Ihnen die nötige Kraft, Ihre Herzensziele zu erreichen.

Das dem Dosha entsprechende Körperöl wird täglich vor dem Duschen in die Haut einmassiert.

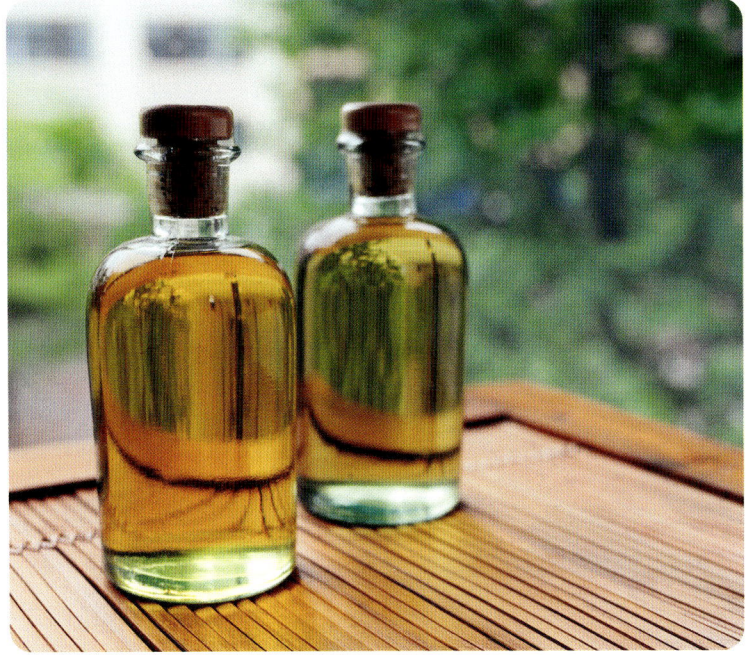

Ayurvedische Produkte, die Sie für die Kur benötigen:

● Ayurvedischer Zungenreiniger, -schaber
● Sesamöl
● Rohseidenhandschuhe
● Körperöl (Vata, Pitta, Kapha)
● Ingwerwurzel
● Ghee
● Mung-Dal-Bohnen »grün«

Die Wirkungsweise der Produkte und Kräuter

Ayurvedischer Zungenreiniger, -schaber

Befreit die Zunge von täglichen Toxinen, Schlackstoffen und Bakterien, die sich über Nacht gebildet haben. Anwendung: Täglich nach dem Zähneputzen die Zunge damit reinigen.

Sesamöl

Eine Ölmundspülung ist die ideale sanfte Mundhygiene zur täglichen Reinigung. Sie können generell Sesamöl benutzen oder eine typgerechte Mundspülung verwenden. Eine ayurvedische Mundspülung bindet die Schlacke im Mund, die dadurch nicht mehr in den Blutkreislauf gelangen kann. Anwendung: Täglich vor dem Zähneputzen 1 TL Öl in den Mund nehmen, einige Minuten durch den Mund wirbeln lassen und danach ausspucken. Bitte nicht herunterschlucken.

Rohseidenhandschuhe

Die »Garshan«-Körpermassage, eine Trockenmassage mit einem Rohseidenhandschuh, stimuliert sanft die Durchblutung des Bindegewebes, aktiviert die Lymphdrainage – besonders zum Abbau von Schlacken (Ama) oder zur Kapha-Reduzierung und Gewichtsabnahme. Durch die Massage wird der Kreislauf angeregt, und durch den Peelingeffekt werden trockene, abgestorbene Hautschüppchen beseitigt. Anwendung: Trockenmassage täglich vor dem Duschen bzw. vor der Anwendung mit Körperöl.

Körperöl (Vata-, Pitta- oder Kapha-Öl)

Während der Entschlackungskur verwenden Sie das Körperöl täglich vor dem Duschen. Eine regelmäßige Ölmassage (Abhyanga) belebt den Stoffwechsel und die Ausscheidungsfunktionen der Haut. Sie bindet die Schlacke, reinigt und pflegt die Haut, regt den Kreislauf an, kräftigt die Muskulatur, beugt Krankheiten vor und stärkt das zentrale Nerven- und Immunsystem. Anwendung: Täglich vor dem Duschen den ganzen Körper einmassieren, danach duschen.

Ingwerwurzel

Wirkt anregend auf den Verdauungstrakt und verhindert dadurch die Ansammlung von schädlichen Schlacken und Toxinen (Ama) im Körper. Sie stärkt das Immunsystem und hat eine verjüngende Wir-

Die Ingwerwurzel ist ein besonders wichtiger Bestandteil bei der Entschlackung und Reinigung. Die Wurzel sollte während der Kur in jedem Essen verwendet werden.

kung. Anwendung: Verwenden Sie Ingwer während der Entschlackungszeit zum Kochen in jedem Gericht. Trinken Sie täglich mindestens 2 Liter warmes Ingwerwasser.

Ghee

Stärkt die Verdauungskraft und verbessert die Aufnahme der Nährstoffe, dient der Entgiftung des Körpers, bindet Schlacke und leitet sie aus. Die allgemeine Lebenskraft im Körper wird gesteigert. Anwendung: Verwenden Sie Ghee während der Entschlackungszeit zum Kochen in jedem Gericht (Rezept Seite 70).

Mung-Dal-Bohnen »grün«

Helfen, die Verdauung wieder in Ordnung zu bringen und die angesammelte Schlacke schonend auszuleiten. Mung-Dal-Bohnen sind ein wichtiger Bestandteil ayurvedischer Ernährung und werden wegen ihrer leichten Verdaulichkeit sehr geschätzt. Sie sind für jeden Konstitutionstyp geeignet und dienen der Entschlackung und Heilernährung im Ayurveda. Anwendung: täglich zum Kochen in jedem Gericht.

Halten Sie sich bei Ihrer Entschlackungs- und Entgiftungskur an die beschriebenen Schritte, und bereiten Sie den Körper zunächst gründlich vor.

Die Vorgehensweise

Um während des Programms Ama (Schlackstoffe, Toxine) effektiv und sicher auszuscheiden, ist es sehr wichtig, den Körper vor dem eigentlichen Fasten gut vorzubereiten.

Essen Sie für vier Tage lediglich Mungbohnensuppe (Rezept ab Seite 66). Speziell die grünen Mungbohnen binden die Schlacke. Sie sind ideal, um Toxine zu beseitigen, das Verdauungsfeuer zu stimulieren, Schwellungen zu reduzieren und sowohl Leber, Gallenblase als auch die Gefäße zu reinigen. Die Suppe kann während des ganzen Tages gegessen werden, aber nur, wenn Sie tatsächlichen Hunger haben und die vorherige Mahlzeit vollständig verdaut worden ist. Wenn beim Trinken von heißem Wasser oder Ingwerwasser der Geschmack des letzten Essens hochkommt, ist die Verdauung noch nicht abgeschlossen.

Nach diesen vier Suppentagen folgt dann ein ganzer Tag Totalfasten mit einem speziellen Fastentrunk (Rezept Seite 69), Ingwerwasser (Rezept ab Seite 65) und Kräutertees. Danach, am Morgen des sechsten Programmtages, wird das Fasten gebrochen, indem Sie etwas Mand essen (Rezept ab Seite 67). Es ist enorm wichtig, dass Sie das Fasten auf diese Weise beenden. So vermeiden Sie eine Belastung des Verdauungsfeuers. Ein Fastenbrechen mit rohen Früchten (die von Natur aus kalt und feucht sind) oder mit schwerem Essen wie Brot, Pasta usw. würde die Verdauungskraft nur beeinträchtigen. An den darauffolgenden vier Tagen (7. bis 10. Programmtag) sollte die Diät befolgt werden, die in der Phase drei beschrieben ist. So gewöhnen Sie Ihr System langsam wieder an normales Essen. Wenn Sie in dieser Zeit andere Nahrungsmittel zu sich nehmen, können diese nicht korrekt verdaut werden. Alte Schlacken verbleiben im Körper, und neue Toxine entstehen. Dies kann all die guten Resultate Ihres Fastens zunichte machen. Das beschriebene leichte Essen führt auch dazu, dass weitere Toxine aus dem Verdauungstrakt ausgespült werden. Bitte nehmen Sie sich während des gesamten Reinigungsprozesses viel Zeit für sich, und richten Sie Ihre Aufmerksamkeit auch auf Ihre Gedanken und Gefühle. Fasten hilft Ihnen, alte, ungewollte Muster und Gewohnheiten aufzugeben. Genießen Sie den Prozess des Loslassens!

Das Reinigungsprogramm beginnt mit vier Suppentagen. An diesen vier Tagen essen Sie nur Suppe aus Mung-Dal-Bohnen.

Phase eins – Reinigung des Körpers

Erster bis vierter Tag

Essen Sie in den ersten vier Tagen ausschließlich die Suppe aus Mungbohnen. Vermeiden Sie ein Überessen, aber wenn Sie die Suppe schnell verdauen, können Sie – wenn nötig – viermal am Tag essen. Stellen Sie nur sicher, dass Ihr Magen wirklich leer ist, bevor Sie wieder essen. Wenn Sie sich schwach oder besonders hungrig fühlen, können Sie etwas braunen oder weißen Bioreis zur Suppe

essen. Allerdings sollte der Reis weich gekocht sein und möglichst nur zum Mittag gegessen werden. Als Alternative gehen auch gepuffte Reis- oder Maistaler.

Wenn Sie unbedingt eine Abwechslung zur Mungbohnensuppe brauchen, können Sie auch einmal am Tag eine Gemüsesuppe (Spinat-, Zucchini- oder Kürbissuppe) zu sich nehmen. Oder besser, Sie geben diese Gemüse einfach zur Mungsuppe mit dazu. Die Suppe sollte unbedingt mit Ghee und Ingwer gekocht werden. Gerne können Sie noch frische Kräuter wie Koriander, Basilikum, Petersilie und Rucola dazufügen.

Die vier Suppentage lassen sich auch gut organisieren, wenn Sie arbeiten müssen.

Wenn Ihr Essen im Normalfall viel Zucker, Kaffee, Alkohol, Weizen, Fast Food, Konservierungsstoffe oder Geschmacksverstärker enthält, werden Sie in den ersten Tagen möglicherweise Verlangen nach diesen Dingen verspüren. Solche Gelüste können auch mit starken Gefühlen von Abneigung gegen Mung verbunden sein. Das sind normale Entzugserscheinungen, sie lassen mit der Zeit nach, je mehr Toxine und Schlacken Sie ausscheiden. Wenn Sie sehr starken Heißhunger auf Süßes haben, gönnen Sie sich etwas Biohonig auf einer Reiswaffel.

Wenn Sie während der Reinigungstage arbeiten müssen, nehmen Sie sich Ihre Suppe einfach in einer Thermoskanne mit zur Arbeit. Sollten Sie Reis dazu essen wollen, kochen Sie diesen am Morgen und nehmen ihn in einem separaten Behälter mit. Sie können den Reis dann zum Mittag aufwärmen, indem Sie die heiße Suppe darübergießen, oder anstatt gekochtem Reis einfach Reis- und Maistaler verwenden.

Versuchen Sie, Ihr Programm so zu planen, dass der Tag des totalen Fastens auf ein Wochenende fällt oder auf Tage, an denen Sie nicht arbeiten müssen. So haben Sie genügend Zeit für sich und können Ihrem Körper und Geist die Aufmerksamkeit schenken, die diese benötigen. Seien Sie an diesem Tag möglichst alleine, und vermeiden Sie Lesen, Fernsehen oder Hausarbeit. Ruhen Sie sich aus, genießen Sie entspannende Musik, und beobachten Sie einfach alle Gedanken und Gefühle, die bei Ihnen hochkommen.

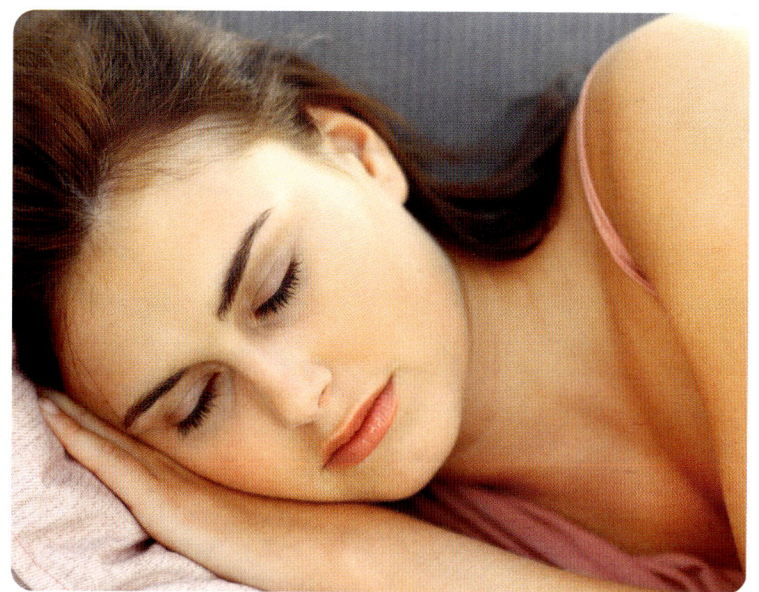

Nehmen Sie sich während des Reinigungsprozesses viel Zeit für sich, und richten Sie Ihre Aufmerksamkeit auch auf Ihre Gedanken und Gefühle.

Phase zwei – Fastentag(e)

Ein bis eineinhalb Tage

Nach der ersten Phase der Vorbereitung mit Suppe folgt nun ein – bis eineinhalb – Tag(e) totalen Fastens mit einem Fastentrunk bzw. einer Gemüsebrühe oder -suppe, heißem Ingwerwasser und Kräutertees (Rezepte ab Seite 65). Fasten korrigiert das Verdauungsfeuer. Während der Fastenzeit ist es wichtig, dass Sie sich sehr viel ausruhen, früh zu Bett gehen und möglichst alleine oder in angenehmer und ruhiger Umgebung sind. Zu viel reden, arbeiten, fernsehen oder mit anderen zusammen sein würde Sie nur erschöpfen. Es kann auch durchaus sein, dass Sie sich kraftlos fühlen und Schwindelgefühle haben. Vergessen Sie nicht, Ihr Körper macht jetzt Überstunden. Sie müssen daher sehr umsichtig und behutsam mit sich umgehen, damit Sie den Ablauf des Reinigungsprozesses nicht durch äußere Stressfaktoren behindern.

Den Tag des totalen Fastens sollten Sie auf ein Wochenende legen oder auf Tage, an denen Sie nicht arbeiten müssen.

Nutzen Sie die Zeit auch für die Reinigung der Seele. Bleiben Sie in Ihrer eigenen Gedanken- und Gefühlswelt, und erlauben Sie sich, alles zu verarbeiten, was hochkommt. Es hilft meistens, wenn Sie Ihre Gedanken niederschreiben – besonders die, die immer wiederkehren.

Machen Sie Spaziergänge an der frischen Luft, aber vermeiden Sie starken Wind ebenso wie starke Sonneneinstrahlung. Wenn sich der Hunger einstellt, trinken Sie heißes Ingwerwasser, Kräutertee oder einen der Fastentrunks (Rezepte Seite 69), um den Körper weiter zur Ausscheidung von Toxinen, Schleimansammlungen und altem, unverdautem Essen anzuregen.

Phase drei – Aufbauzeit

Sechster bis zehnter Tag

Um eine richtige Verdauungsfunktion wieder aufzubauen und vor allem auch zu erhalten, ist es extrem wichtig, graduell zu normalem Essen zurückzukehren. Vier Tage sind das absolute Minimum. Das ist sehr wichtig! Wenn Agni, das Verdauungsfeuer, in dieser Phase nicht korrekt unterstützt wird, bilden sich sofort neue Schlacke und Toxine. Mein persönlicher Rat: Essen Sie nach der gewünschten Dauer des Programms für wenigstens zehn weitere Tage eine fleisch- und weizenfreie Kost.

Die Aufbautage sind besonders wichtig und unbedingt streng einzuhalten. Rechnen Sie mindestens vier Aufbautage ein.

Es ist wichtig, während des Programms nur zu essen, wenn Sie wirklich hungrig sind. Füllen Sie Ihren Magen nie vollständig, und essen Sie nur dann, wenn die letzte Mahlzeit verdaut ist, d.h. drei bis vier Stunden nach dem Essen oder wenn Sie beim Trinken von heißem Wasser ohne Geschmack aufstoßen. Nehmen Sie Ihre Mahlzeiten in Ruhe und in stiller Umgebung ein, konzentrieren Sie sich auf das Essen, und kauen Sie gründlich. Wenn Sie am siebten Tag Mungbohnensuppe essen möchten, pürieren Sie die Suppe.

Bitte beachten Sie: Essen Sie während der Entschlackungs- bzw. Entgiftungskur nur die empfohlenen Nahrungsmittel. Sollten in die-

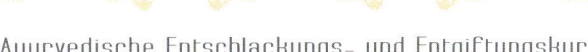

Ihr Programm für die Aufbautage

Tag 6   **(Nachmittag) Mand mit Gewürzen. Kauen Sie die Suppe vor dem Herunterschlucken!**

Tag 7   **Mand oder sehr dünne Mungbohnensuppe, serviert mit 1 TL Ghee**

Tag 8   **Peya mit Gewürzen, serviert mit 1 TL Ghee**

Tag 9   **Peya mit Mung- oder Gemüsesuppe, serviert mit 1 TL Ghee**

Tag 10   **Mung- oder Gemüsesuppe mit Reis, serviert mit 2 TL Ghee**

Die Rezepte für Mand, Peya, Mungbohnen-suppe und Ghee finden Sie ab Seite 66.

ser Zeit andere als die hier aufgeführten Dinge gegessen werden, können diese nicht richtig verdaut werden. Alte Ablagerungen verbleiben im Körper, und neue Toxine entstehen – was viele Ihrer vorherigen Reinigungsrituale zunichte macht.

Rezepte für das Reinigungsprogramm

Ingwerwasser

Ingwerwasser fördert das Verdauungsfeuer (Agni) und den Stoffwechsel und unterstützt die Entgiftung des Körpers. Es wirkt anregend auf den Verdauungstrakt und verhindert dadurch die Ansammlung von schädlichen Schlacken und Toxinen (Ama) im Körper. Obendrein stärkt es das Immunsystem und hat eine verjüngende Wirkung.

Zutaten:

2 l Wasser

Frische Ingwerknolle

Zubereitung:

Bringen Sie ca. 2 Liter Wasser zum Kochen. Ingwer schälen und in dünne Scheiben schneiden. Geben Sie die geschnittenen Ingwerscheiben in das kochende Wasser, kurz aufkochen und einige Minuten ziehen lassen.

Das Ingwerwasser in eine Thermoskanne füllen, und das warme Wasser über den ganzen Tag verteilt trinken. Je länger Sie das Wasser mit Ingwer kochen, desto schärfer wird es. Wählen Sie die Kochzeit je nach Ihrem Geschmack. Die Ingwerscheiben sind auch essbar.

Mungbohnensuppe

Mungbohnen helfen dem Körper, Toxine – auch Schwermetalle – zu lösen. Sie stimulieren das Verdauungsfeuer und blähen nicht auf. Mungbohnen werden auch von Personen mit einem hohen Vata-Anteil vertragen und verringern Pitta und Kapha. Sie sind zusammenziehend, süß, trocken, kühl, leicht und nicht schleimig. Außerdem enthalten sie hochwertiges pflanzliches Eiweiß. Zusammen mit Reis erreichen Mungbohnen eine biologische Wertigkeit von 100 %, darüber hinaus Eisen, B-Vitamine, Pantothensäure und Folsäure.

Waschen Sie die Mungbohnen gründlich, und weichen Sie sie über Nacht ein (oder für mindestens vier Stunden vor dem Kochen). Erhitzen Sie Ghee oder Sesamöl in einem Topf, und geben Sie dazu:

Grüne Mungbohnen binden Schlacke und beseitigen Toxine. Sie stimulieren das Verdauungsfeuer, können Schwellungen reduzieren und Leber, Gallenblase und Gefäße reinigen.

Zutaten:

1 TL schwarzer Pfeffer
1 TL Kurkuma
100 g grüne Mungbohnen
1/2 TL Kreuzkümmel
1/2 TL Koriander (Samen oder Pulver)
2 Prisen Asa foetida (Teufelsdreck)
2 Lorbeerblätter

Zubereitung:

Alle Zutaten sind in indischen bzw. in Bioläden erhältlich. Geben Sie zu diesem Zeitpunkt noch kein Salz dazu, da dies die Bohnen hart und damit die Kochzeit länger macht.

Geben Sie dann die Bohnen zusammen mit etwas frischem Ingwer und heißem Wasser in den Topf. Das Mengenverhältnis von Mungbohnen und Wasser ist 1:4. Lassen Sie alles für 30 bis 40 Minuten köcheln, und fügen Sie, wenn nötig, mehr Wasser dazu. Köcheln Sie so lange, bis alle Bohnen weich und aufgebrochen sind und die Suppe eine dunkle Farbe hat. Wenn Sie einen Schnellkochtopf benutzen, können Sie die Garzeit verkürzen (auf ca. 10 Minuten nach dem Erreichen des korrekten Drucks).

Während die Bohnen kochen, erhitzen Sie etwas Ghee in einer Pfanne und geben eine fein gehackte Zwiebel und 2 bis 3 Knoblauchzehen dazu. Auf kleiner Flamme goldbraun sautieren. Wenn die Bohnen weich sind, Zwiebel und Salz dazugeben und weitere 5 Minuten kochen. Sie können auf Zwiebel und Knoblauch auch verzichten, allerdings geben diese der Suppe einen kräftigeren Geschmack. Servieren Sie die Suppe mit frischen Korianderblättern und etwas Ghee.

Im Allgemeinen finden Sie sämtliche Zutaten, die Sie für die Rezepte benötigen, in Bioläden oder indischen Geschäften.

Mand und Peya (Khichadi)

Mand und Peya sind zwei Arten von Khichadi – einer indischen Speise, die das Verdauungsfeuer anfacht, leicht verdaulich und sehr nahrhaft ist. Beide werden auf gleiche Weise zubereitet, allerdings mit unterschiedlichen Wassermengen. Die unten angegebenen Wassermengen sind zutreffend für einen Schnellkochtopf; beim Kochen in einem normalen Topf sollte mehr Wasser verwendet werden.

Sowohl Mand als auch Peya werden auf der Basis der gleichen Zutaten bereitet und bestehen hauptsächlich aus:

1 Teil weißem Reis

1 Teil Mung (ganz oder geschält)

1 Teil Gemüse

Folgende Mengen an Wasser zugeben:

Mand: 12 Teile Wasser

Peya: 8 Teile Wasser

Zutaten:

2 EL Ghee

1 gehackte Zwiebel

1 TL Kreuzkümmelsamen (Cumin)

2–3 Gewürznelken

1 TL Kurkumapulver

1 TL Chilipulver

1 Prise Asa foetida / Hing

1 Stuck frische Ingwerwurzel

1 TL Steinsalz

200 g Basmatireis

100 g grüne Mung-Dal-Bohnen

Frisches Gemüse der Saison, in größere Stücke geschnitten (als Fastenspeise keine Nachtschattengewächse wie Tomaten, Kartoffeln, Paprika, Auberginen hinzufügen)

Mand und Peya regen das Verdauungsfeuer an, sind leicht verdaulich und sehr nahrhaft. Beide werden auf der Basis von Reis, Mungbohnen »Dal« und Gemüse hergestellt.

Zubereitung:

Mungbohnen »Dal« waschen, zusammen mit dem Reis in 600 ml Wasser 15 bis 20 Minuten einweichen. Gut abtropfen lassen. Ghee (Rezept auf Seite 70) erhitzen, Zwiebel, Zimtstange, Nelken, Kardamom und Kreuzkümmel anrösten, bis die Zwiebelstücke goldbraun sind.

Dann Kurkuma, Asa foetida und Ingwer hinzugeben und 2 bis 3 Minuten köcheln lassen. Wenn nötig, etwas Wasser zufügen.

Das in grobe Würfel geschnittene Gemüse einrühren, ca. 1 Minute köcheln lassen. Die Reis-Dal-Mischung dazugeben, gut verrühren, mit 600 ml Wasser auffüllen.

Topf gut verschließen. Aufkochen lassen, die Hitze reduzieren und ca. 30 Minuten ohne zu rühren köcheln lassen. Vor dem Servieren mit Chilipulver und Salz abschmecken, gut durchrühren und noch 3 bis 4 Minuten durchziehen lassen.

Fastentrunk

Zutaten:

1,5 l Wasser

1 TL Kreuzkümmelpulver

3 Kardamon (nur die gemahlenen Samen, nicht die grüne Schale)

1 TL Fenchelsamenpulver

1 TL frische Ingwerwurzelsaft

Zubereitung:

Bringen Sie alle Zutaten in einem Topf zum Kochen. Danach vom Herd nehmen und für weitere 15 Minuten ziehen lassen. Filtern, in einer Thermosflasche warm halten und regelmäßig über den Tag verteilt trinken.

Während des gesamten Entschlackungs- und Entgiftungsprogramms sollten Sie viel trinken.

Detox-Tee

Zusätzlich zu einem der beschriebenen Fastentrunks können Sie auch den folgenden Tee für Blut- und Leberreinigung, Schleimbeseitigung und Reinigung des Verdauungstrakts trinken.

Zutaten:

1 Teil Fenchelsamen

2 Teile Löwenzahnwurzel

1 Teil Leinsamen

1 Teil Süßholzwurzel

2 Teile Klettenwurzel (Arctium lappa)

1 Teil rote Kleeblüten (Trifolium pratense)

Zubereitung:

Zutaten mischen, davon 1 gehäuften EL in eine Teekanne mit 2 Tassen heißem Wasser geben. 5 bis 10 Minuten ziehen lassen, filtern und trinken. Wenn diese Zutaten nicht erhältlich sind, trinken Sie andere Kräutertees (keine Früchtetees!), oder machen Sie Ingwertee (Rezept ab Seite 65).

Ghee

Gereinigte Butter, Ghee, gilt in der ayurvedischen Küche als Lebenselixier und Verjüngungsmittel. Es wirkt entgiftend und hilft, fettlösliche Umwelt- und Körpergifte zu binden und auszuleiten. Ghee stärkt die Verdauungsorgane, macht die Speisen bekömmlicher, intensiviert ihren Geschmack und bewahrt deren Vitamin- und Vitalstoffgehalt. Darüber hinaus ist Ghee ein ideales Transportmedium für fettlösliche Vitamine, Mineralstoffe und Spurenelemente zur Aufnahme in den Körper.

Zutaten:

1–2 Packungen frische Butter (Süß- oder Sauerrahm)
1 Topf mit dickem bzw. doppeltem Boden
1 feines Sieb
1 sauberes und trockenes Keramik-, Edelstahl- oder Glasgefäß

Zur Herstellung von Ghee benötigen Sie ein sauberes und trockenes Keramik-, Edelstahl- oder Glasgefäß, in dem Ghee hinterher aufbewahrt wird. Das Glas soll möglichst lichtschützend bzw. dunkel sein; das Gefäß muss nicht luftdicht, aber gut verschließbar sein.

Zubereitung:

Lassen Sie die Butter bei mittlerer Hitze im Topf zergehen und bei offenem Topf leicht köcheln. Sie brauchen die Butter weder zu rühren, noch den Topf zuzudecken. Auf der Oberfläche formt sich ein leichter Schaum. Die Butter kann jetzt zwar noch weiterköcheln, soll aber auf keinen Fall überkochen.

Nach etwa 10 bis 15 Minuten des Köchelns setzt sich meist ein Sud auf dem Boden ab. Bei weiterem Köcheln wird dieser etwas bräunlicher, und ein wunderbar warmer Duft von zerlassener Butter verbreitet sich. Der abgesetzte Sud wird immer dunkler, darf aber nicht anbrennen. Wenn also der Sud dunkler geworden ist oder das brutzelnde Geräusch vom Köcheln aufgehört hat, den Topf vom Herd nehmen. Das noch flüssige Ghee wird durch das Sieb in das vorbereitete Gefäß abgeseiht und bei halb geöffnetem Deckel abgekühlt. Das Ghee ist sofort verzehrfertig.

Durch das lange Köcheln wird der Wasseranteil aus der Butter abgekocht und gibt dem Ghee seine lange Haltbarkeit. Das Ghee muss nicht im Kühlschrank aufbewahrt werden.

Fördern Sie Ihre Talente

Gemäß der Verteilung der Doshas haben wir Menschen bestimmte Neigungen, die uns bei der Geburt in die Wiege gelegt werden. Schränkt dies also unseren Handlungsspielraum von vornherein ein? Nein. Dies würde dem ayurvedischen Prinzip der Selbstverantwortung auch vollkommen zuwiderlaufen. Aber wir alle besitzen Grundanlagen, die wir nicht ändern können und daher annehmen sollten. In diesem Zusammenhang wird häufig von Stärken und Schwächen gesprochen. Gemäß der vedischen Weltsicht sollte man lieber von Talenten und Eigenschaften sprechen. Die sogenannten Schwächen sind meist nichts anderes als die andere Seite der Stärke. So neigen Menschen, die sehr gewissenhaft sind, zum Beispiel häufig dazu, sich in Details zu verlieren, und sehr gute Teamworker haben oft Probleme mit der Durchsetzungsfähigkeit.

Es ist sehr wichtig, dass Sie die eigenen Fähigkeiten realistisch einschätzen können. An Eigenschaften, die Ihnen immer wieder sehr hinderlich sind, sollten Sie natürlich arbeiten. Doch noch viel effek-

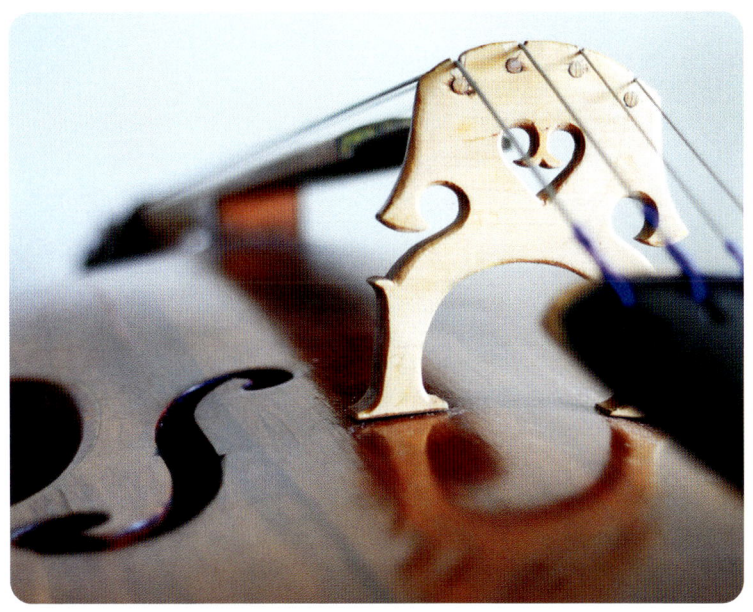

Der Glaube an sich selbst und das Vertrauen in die eigenen Fähigkeiten sind eine sehr starke Macht.

»Die Schule der Tiere« von G. H. Reavis

Eines Tages beschlossen die Tiere, dass sie etwas unternehmen müssten, um den Anforderungen der Zukunft gewachsen zu sein, und sie gründeten eine Schule. Sie führten einen Lehrplan für Leibesübungen mit den Fächern Laufen, Klettern, Schwimmen und Fliegen ein und beschlossen, weil das die Durchführung vereinfachte, dass jedes Tier an jedem Fach teilnehmen musste.

Die Ente war eine hervorragende Schülerin im Schwimmen und sogar besser als ihr Lehrer, bekam befriedigende Noten im Fliegen, war aber schwach im Laufen. Da sie im Laufen so langsam war, musste sie häufig nachsitzen und auch das Schwimmen aufgeben, um das Laufen zu üben. Das ging so lange, bis ihre Schwimmfüße arg verschlissen waren und sie nur noch eine durchschnittliche Schwimmerin war. Aber das wurde an der Schule akzeptiert, sodass sich keiner Gedanken darüber machte – außer der Ente.

Der Hase war anfangs Klassenbester im Laufen, erlitt dann aber einen Nervenzusammenbruch, weil er im Schwimmen so viel nachholen musste.

Das Eichhörnchen war ausgezeichnet im Klettern, bis der Unterricht im Fliegen es total frustrierte: Auf Anweisung des Lehrers musste es stets vom Boden aufwärts starten statt vom Baumgipfel aus nach unten. Diese Überanstrengung hatte zur Folge, dass das Eichhörnchen schließlich lahmte und eine Drei im Klettern und eine Vier im Laufen bekam.

Der Adler war ein Problemkind und wurde streng herangenommen. Im Klettern war er stets der Erste auf dem Baum, bestand aber hartnäckig auf seiner eigenen Methode hinaufzukommen.

Am Ende des Schuljahres hatte ein nicht ganz normaler Aal, der außerordentlich gut schwimmen und auch ein wenig laufen, klettern und fliegen konnte, den besten Notendurchschnitt und durfte auf der Abschlussfeier die Abschiedsrede halten.

Die Fabel von George Harve Reavis erschien erstmals im Jahr 1937. Reavis war Assistent des Schulinspektors in Cincinnati im amerikanischen Staat Ohio.

tiver ist es, seine Talente zu erkennen und zu fördern. Wenn Sie zu viel Energie in Ihre angeblichen Schwächen stecken, betrügen Sie sich letztlich um Ihre Stärken. Sehr treffend wird dies in einer wunderbaren Geschichte von G. H. Reavis beschrieben.

Folgen Sie den Gesetzen Ihrer Natur

Wenn Sie Ihre Ziele auf Ihren Stärken aufbauen, ist dies die Basis für außergewöhnliche Ergebnisse. Obendrein wird Ihnen der Weg zu Ihrem Ziel viel leichterfallen. Wenn Sie den Gesetzen Ihrer Natur folgen, werden Sie die tiefe Wahrheit spüren, die in diesem vedischen Mantra verborgen ist: Tue das Richtige, und erreiche mehr! Das Potenzial, das Sie dazu brauchen, ist in Ihnen – nutzen Sie es.

> Tue das Richtige, und erreiche mehr! Folgen Sie also den Gesetzen der Natur, und bauen Sie Ihre Ziele auf Ihren Talenten und Stärken auf.

Der Glaube an sich selbst und an die Schöpfung

Was ist zu tun, wenn Sie selbst nicht an Ihr Potenzial glauben? Wenn Ihnen Ihre innere Stimme immer und immer wieder einflüstert, dass Sie dieses oder jenes nicht können oder womöglich gar nicht verdienen?

Der Glaube an sich selbst, das Vertrauen in die eigenen Fähigkeiten ist eine sehr starke Macht. Bevor Sie sich also Ihrer konkreten Zielsetzung widmen, sollten Sie unbedingt überprüfen, wie es um Ihr Selbstvertrauen bestellt ist. Der Glaube kann Berge versetzen, heißt es. Er ist eine mächtige Energiequelle, die Sie zu jedem Ziel tragen kann. Genauso kann das fehlende Vertrauen zu sich selbst jeden Erfolg unmöglich machen kann.

Wenn Sie trotz klarer Definition, gründlicher Planung und exakter Vorbereitung immer wieder an Zielen scheitern, wenn Sie sich häufig nicht entscheiden können, wenn Unsicherheit Ihr steter Begleiter ist, dann haben Sie höchstwahrscheinlich zu wenig Vertrauen zu sich selbst.

Prägungen in der Kindheit

Womöglich haben Sie sich mit diesem Zustand sogar schon abgefunden. Sie misstrauen Ihren eigenen Fähigkeiten und sind zutiefst davon überzeugt, Ihre Ziele nicht erreichen zu können. Wahrscheinlich machen Sie für Ihre bohrenden Selbstzweifel Kindheit und Erziehung verantwortlich.

Natürlich spielt die Prägung eine ganz entscheidende Rolle. Selbstverständlich wird es nicht spurlos an Ihnen vorübergehen, wenn Eltern und Lehrer Ihnen immer wieder vermittelt haben: Das kannst du nicht, oder das bist du nicht wert.

Sich von äußeren Einflüssen lösen

Heute aber sollten Sie aus dieser Opferrolle herauskommen, denn sie bedeutet nichts anderes als Fremdbestimmtheit und Manipulierbarkeit. Lösen Sie sich von diesen äußeren Einflüssen. Sie können weder Ihre Vergangenheit umschreiben, noch können Sie andere Menschen ändern. Sich selbst aber können Sie ändern! Egal, was

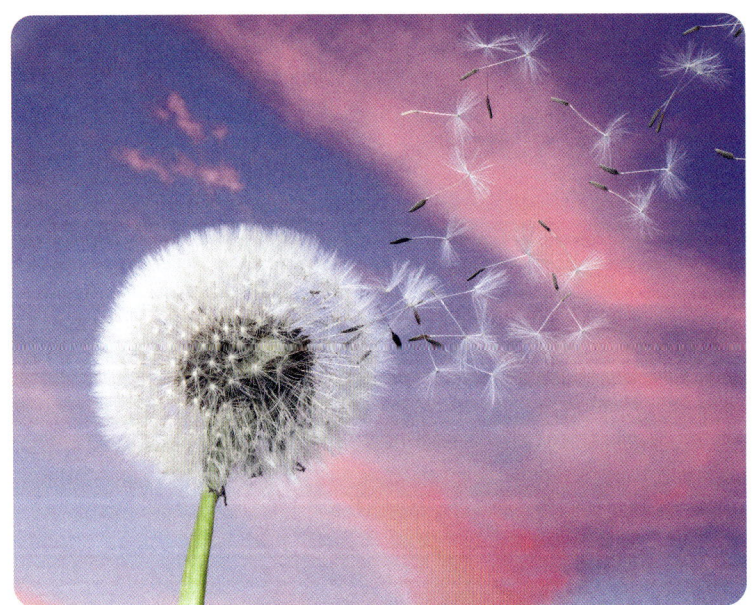

Lösen Sie sich von äußeren Einflüssen. Entscheiden Sie sich bewusst für ein glückliches Leben.

gestern war – Sie können lernen, an sich selbst zu glauben. Nur wenn es Ihnen gelingt, Ihre Lebensführung mit dem Gesetz von Ursache und Wirkung in Einklang zu bringen, haben Sie die Macht über Ihr Leben und sind so der Herr über die Gestaltung Ihrer Zukunft. Machen Sie sich bewusst, dass *Sie* es sind, der darüber entscheidet, ob Sie in Zukunft krank oder gesund, in Armut oder Reichtum, glücklich oder unglücklich leben.

Sicher ist dieser Prozess für Sie schwieriger als für jemanden, der schon in frühen Jahren von seinem Umfeld so akzeptiert wurde, wie er war. Sie können es dennoch erreichen! Und Sie sammeln auf diesem Weg wertvolle Erfahrungen, die ein anderer Mensch niemals machen wird.

Der ayurvedische Gedanke

Führen Sie sich nochmals die wichtigsten vedischen Prinzipien vor Augen:

● **Sie sind für alles in Ihrem Leben selbst verantwortlich.**

● **Alles, was Sie brauchen, ist schon in Ihnen vorhanden, Sie müssen es nur wahrnehmen und nutzen.**

Fehlendes Selbstvertrauen vermag selbst grandiose Triumphe abzuwerten. Wirkliches, tiefes Selbstvertrauen finden Sie nicht in der Außenwelt, in der Bestätigung durch andere oder in der Ansammlung von Trophäen und Urkunden. Die Reise muss in Ihr Inneres, in das Bewusstsein Ihres Selbst gehen.

Eine der wirksamsten Methoden, um in Kontakt mit dem inneren Kern zu treten, ist die Meditation. Schon etwa zehn Minuten täglich – am besten zu Beginn oder zum Abschluss des Tages – reichen aus, um Ihre Energie und Ihren Glauben zu stärken. Falls Sie alleine Schwierigkeiten mit der Konzentration haben, besuchen Sie einen Kurs bei einem guten Lehrer. Dort erlernen Sie die Techniken, die Sie später auch zu Hause anwenden können. Im Folgenden lernen Sie eine vedische Atemmeditation kennen und erhalten einige allgemeine Tipps, die Ihnen die Meditation erleichtern.

Meditation ist eine Reise in Ihr Inneres, ins Bewusstsein Ihres Selbst, zu Ihrem inneren Kern.

Mit Meditation zum inneren Kern

Als eine von vielen Möglichkeiten wird Ihnen hier die vedische Atemmeditation Pranayama vorgestellt. Sie ist sehr leicht zu praktizieren und zugleich äußerst wirkungsvoll. Pranayama hat einen reinigenden Effekt auf den ganzen Körper.

Es gibt viele weitere Methoden – etwa aus der Autosuggestion –, mit denen Sie Ihren inneren Kern stärken und negative Gedankenspiralen durchbrechen können. Sie werden herausfinden, welche für Sie die richtige ist. Am wichtigsten ist, dass Sie heute damit beginnen und morgen weitermachen. Nur durch fortwährendes Üben werden wir zu Meistern.

Vedische Atemmeditation — Pranayama

Dauer: etwa zehn Minuten

Pranayama verbindet bewusste rhythmische Atmung mit Atempausen. »Prana« bedeutet Atem, »Ayama« bedeutet Anhalten. Ein Atemzyklus dauert normalerweise drei oder vier Sekunden. Mit Pranayama dauert er 30 bis 70 Sekunden.

Das regelmäßige Üben dieser Meditationsform führt zu höherer Konzentrationsfähigkeit und mehr innerer Ruhe. Je mehr Sie loslassen können, desto tiefer ist die Entspannung, die mit starken Glücksgefühlen verbunden sein kann.

Pranayama ist eine wirksame Atemmeditation für mehr innere Ruhe und Konzentration.

● Nehmen Sie in lockerer Kleidung eine bequeme Sitzhaltung ein, achten Sie darauf, dass Ihre Wirbelsäule aufrecht ist.

● Schließen Sie die Augen, und atmen Sie ruhig ein und aus. Lassen Sie Ihre Aufmerksamkeit sanft auf dem Atem ruhen. Versuchen Sie also nicht, möglichst tief oder in einem bestimmten Rhythmus zu atmen.

● Lassen Sie stattdessen den Atem los, akzeptieren Sie, wie er von selber fließen will, und beobachten Sie ihn nur, spüren Sie ihm nach.

● Nehmen Sie wahr, wie sich die Bauchdecke bei jedem Atemzug hebt und senkt. Ziel ist es, irgendwann so fokussiert zu sein, dass Sie nichts anderes mehr wahrnehmen als den Atem.

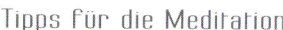

Tipps für die Meditation

● Wählen Sie in Ihrer Wohnung einen Platz für die Meditation, an dem Sie Ruhe und Entspannung finden. Es ist vorteilhaft, wenn Sie diesen mit einem kleinen Altar, Kerzen, Räucherstäbchen, Blumen und inspirierenden Bildern schmücken.

● Wählen Sie jeden Tag die gleiche Zeit für Ihre Meditation. Am besten geeignet ist der Morgen, bevor Sie den Tag beginnen. Beginnen Sie mit der Meditation nach dem Duschen, damit Sie die Müdigkeit und Schläfrigkeit abstreifen und sich ganz und gar der Meditation widmen können.

● Meditieren Sie nicht mit vollem Magen, denn sonst können sich die Gedanken nicht frei entfalten.

● Nehmen Sie bei der Meditation die richtige Sitzhaltung ein. Setzen Sie sich im Lotus- oder Schneidersitz auf ein Kissen am Boden oder auf einen Stuhl. Der Rücken sollte dabei immer gerade und aufrecht sein.

● Machen Sie sich vor der Meditation Gedanken, auf welche Art Sie sich am besten konzentrieren können. Die einen entspannen bei spiritueller Musik oder Mantras am besten, andere bevorzugen die absolute Stille. Für viele Menschen ist es einfacher, sich über die detaillierte Beobachtung eines Gegenstands – etwa von Kerzenlicht – in sich selbst zu versenken.

● Fangen Sie mit tiefer und ruhiger Atmung an, und atmen Sie durch die Nase. Konzentrieren Sie sich auf ein Wort, eine Farbe oder die Atmung. Lassen Sie auftauchende Gedanken wie Wolken vorbeiziehen.

Bereits etwa zehn Minuten Meditation täglich stärken Ihre Energie und Ihren Glauben. Meditieren Sie am besten zu Beginn oder zum Abschluss des Tages.

● Wahrscheinlich werden Sie feststellen, dass es Ihnen nicht ohne Weiteres gelingt, völlig auf den Atem konzentriert zu bleiben. Ohne dass Sie es wollen, werden Gedanken aufsteigen oder Gefühle entstehen. Sobald Sie merken, dass der Atem nicht mehr im Mittelpunkt Ihrer Aufmerksamkeit steht, nehmen Sie dies akzeptierend zur Kenntnis und richten die Aufmerksamkeit wieder sanft auf den Atem, ohne ihn zu beeinflussen.

● Versuchen Sie, die Gedanken wie Wolken vorbeiziehen zu lassen und ihnen keine Beachtung zu schenken.

Es gibt verschiedene Techniken, die Konzentration auf die Atmung zu erleichtern. Die einfachste ist das Zählen der Atemzüge. Wenn Sie diese Technik einsetzen, zählen Sie am Ende des ersten Ausatmens im Geist »1«, am Ende des zweiten Ausatmens im Geist »2« usw. Wenn Sie die Zahl »10« erreicht haben, beginnen Sie wieder von vorne.

Alles, was Sie auf dem Weg zu Ihrem Herzensziel benötigen, ist in Ihnen. Indem Sie es nutzen, können Sie alles erreichen, was Sie sich vornehmen.

Vom kleinsten Kleinsten bis zum größten Größten

Wenn Sie in Ihren Alltag Übungen aus Yoga, Meditation und Autosuggestion einbauen, werden Sie lernen, sich selbst zu akzeptieren. Sie erreichen einen Zustand ruhiger Wachsamkeit und berühren eine höhere Seinsebene, auf der Sie den Kontakt mit sich, mit dem Universum und der Natur spüren.

In den Veden wurde vor Tausenden von Jahren bereits ein Prinzip niedergeschrieben, das viele große Geister, seien es Wissenschaftler oder Künstler, später sehr ähnlich formulierten. »Vom kleinsten Kleinsten bis zum größten Größten«, heißt es in den vedischen Schriften, folgt alles den gleichen Gesetzen. Oder anders ausgedrückt: Der Mikrokosmos ist identisch mit dem Makrokosmos.

Das bedeutet auch, dass die Gesamtheit aller Naturgesetze und die Vollkommenheit des Universums in jedem von uns, in jeder einzelnen Zelle enthalten sind. Wer diese Weisheit wirklich verinnerlicht, der lernt, auf die Schöpfung und auf seine Intuition zu vertrauen.

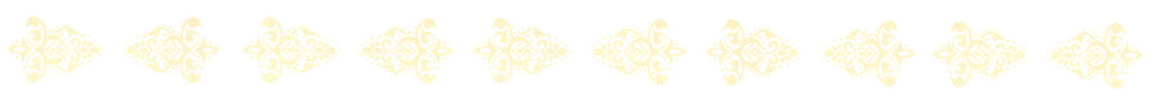

Das Selbstvertrauen stärken

Wenn Sie sich als Teil eines großen Ganzen begreifen, ist dies ein sehr ausgleichendes, heilendes Gefühl. Negative Gedankenkreisel aus Angst und Zweifel werden so immer langsamer und kommen schließlich ganz zum Stillstand. Sie werden Ihre Antennen viel mehr nach außen richten, wahrnehmen und zuhören können, weil Ihr innerer Halt und Ihr Glaube an sich stark und unumstößlich sind. Denn Sie wissen: Alles, was Sie brauchen, ist in Ihnen und muss nur genutzt werden. Sie können alles erreichen, was Sie sich vornehmen. Um ein tief verwurzeltes Selbstvertrauen aufzubauen, ist die Auseinandersetzung mit tieferen Bewusstseinsebenen unerlässlich.

Es gibt viele weitere Übungen und Techniken, mit denen man das Selbstbewusstsein weiter stärken und verbessern kann. Einer der größten Feinde von Angst und Zweifeln jedoch ist das Handeln, und zu den stärksten Ankern im Leben zählen Ziele. Schon indem Sie sich überhaupt Ziele setzen und diese aufschreiben, verbessern Sie Ihre Selbstachtung. Mit jedem Plan, den Sie schmieden und erfolgreich umsetzen, schwinden Selbstzweifel, und Ihr Selbstbewusstsein wird stärker. Immer, wenn Sie etwas tun, vor dem Sie Angst haben, wird die Furcht geringer.

Wenn Sie merken, dass Sie kein Opfer sind, sondern Ihre Geschicke selbst in der Hand haben, ist das ein ungeheuer mächtiges Glücksgefühl, das Sie nicht mehr missen möchten.

Handeln ist der Feind von Angst und Zweifel. Handeln und Glaube geben Energie. Negative Gefühle und Gedanken dagegen rauben Energie.

Checkliste Ihrer Erfolge

Nehmen Sie sich etwas Zeit, und schreiben Sie alle Erfolge auf, die Sie in Ihrem Leben in verschiedenen Bereichen gesammelt haben. Ihnen fällt nichts ein? Dann denken Sie wahrscheinlich zu groß. Es sind oft Dinge, die man als selbstverständlich ansieht, die ein glückliches, erfülltes Leben ausmachen: langjährige Freundschaften, das Erlernen einer Fremdsprache, glückliche Kinder, regelmäßiger Sport, das abgeschlossene Studium ...

Ihre Erfolge in verschiedenen Lebensbereichen

Familie / Partnerschaft

....

....

Freunde

....

....

Gesundheit

....

....

Beruf

....

....

Weiterbildung / Persönlichkeit

....

....

Religion / Spiritualität

....

....

Ihr Thema

....

....

➜ **Diesen Fragebogen finden Sie auch als Download unter www.kaya-veda.de/gluecksbuch**

Erfolge bewusst machen

Kaufen Sie sich ein schönes Notizbuch, und machen Sie es sich zur Gewohnheit, alle positiven Erlebnisse, die Ihnen in Ihrem Leben widerfahren, darin zu notieren. Jedes Erfolgserlebnis, das Sie sich bewusst machen und für das Sie sich belohnen, stärkt das Selbstbewusstsein.

Auch Ihr Umfeld kann Ihnen entscheidende Impulse geben. Sie konnten als Kind nicht wählen – heute können Sie es. Meiden Sie Menschen, die Sie mit negativen Botschaften und Gedanken beeinflussen. Wenn Sie in stärkeren Kontakt mit Ihrem inneren Kern treten, ist dies ein Prozess, der quasi von selbst passiert. Sie werden Menschen finden, die Sie inspirieren, stärken und die Ihnen Energie geben, anstatt sie Ihnen zu rauben.

Suchen Sie den Kontakt mit Menschen, die Ihnen Energie geben, die Sie inspirieren und stärken.

Negative Gefühle loslassen

Jeder von uns hat negative Erfahrungen gemacht und schlimmste Situationen erlebt, beispielsweise den Verlust eines geliebten Menschen. Schmerz, Angst, Eifersucht, Wut sind Gefühle, die zum Leben dazugehören und auch einen bestimmten Zweck erfüllen. Deshalb sind sie auch nicht als negativ zu bezeichnen. Negativ werden sie erst, wenn wir sie nach einer gewissen Zeit nicht loslassen können, wenn wir sie in uns vergraben und dadurch womöglich jahrelang mit uns herumschleppen. Dann machen sie uns krank und vergiften uns innerlich, jede einzelne unserer über 100 Billionen Zellen.

Zum Glück erneuern sich die Zellen ständig. Wir haben es also selbst in der Hand, ob wir sie in Zukunft mit positiver Energie auffüllen. Dazu sollten Sie zunächst lernen, Gefühle wie Schmerz, Neid, Trauer und Wut anzunehmen, und sich nicht dafür schämen oder verurteilen. Indem Sie Ihre Gefühle wahrnehmen, nehmen Sie auch sich selbst wahr. Achten Sie aber darauf, nicht zu lange an diesen Gefühlen festzuhalten, sondern sie zu verarbeiten und schließlich loszulassen.

»Achte auf deine Gedanken,
denn sie werden Worte.
Achte auf deine Worte,
denn sie werden Handlungen.
Achte auf deine Handlungen,
denn sie werden Gewohnheit.
Achte auf deine Gewohnheiten,
denn sie werden dein Charakter.
Achte auf deinen Charakter,
denn er wird dein Schicksal.«

Aus dem Talmud

Die Seele reinigen

Vor der konkreten Definition, Planung und Umsetzung Ihrer Ziele finden Sie hier noch eine sehr wirkungsvolle Übung zur Reinigung Ihrer Seele. Die Methode, die ich Ihnen hier vorstelle, hat sich bei vielen Menschen bewährt. Mit ein wenig Übung wird es Ihnen sicher gelingen, die betreffenden Gefühle hervorzurufen. Sie schaffen sich dadurch ein Ventil, über das negative Gefühle Ihren Körper verlassen können.

Mit dieser Methode zur Reinigung der Seele können negative Gefühle Ihren Körper verlassen.

Übung: Reinigung der Seele

1. Wählen Sie eines der Gefühle, das Sie derzeit häufig belastet, beispielsweise das Gefühl Wut – Wut am Arbeitsplatz, weil Sie sich ungerecht behandelt fühlen, Wut, weil Ihre Kinder nicht auf Sie hören …

2. Schließen Sie Ihre Augen, und stellen Sie sich diese Situationen bildlich vor, so lange, bis sich das Gefühl wirklich einstellt. Sie sind jetzt in dieser Situation: Sie sind wütend. Jetzt lassen Sie die Wut

heraus. Wenn es nötig ist, dazu zu schimpfen, zu schreien oder zu toben, dann tun Sie das. Schimpfen Sie, schreien Sie, und toben Sie so lange, bis Sie das Gefühl haben, dass die ganze Wut draußen ist.

3. Wenn Sie mit Schritt zwei fertig sind, bewerten Sie nicht Ihr Handeln. Stattdessen atmen Sie als Nächstes einfach nur tief ein und aus. Konzentrieren Sie sich ausschließlich auf die Atmung, so lange, bis Sie an nichts anderes denken als an das Ein- und Ausatmen.

4. Der vierte Schritt ist ein sehr wichtiger Schritt. Sagen Sie jetzt laut und ruhig einige Male zu sich selbst: »Ich darf wütend sein, das ist in Ordnung so. Ich darf schimpfen, das ist in Ordnung so. Ich darf toben, das ist in Ordnung so.« Und falls Sie auf Ihren Chef wütend waren, weil er Sie beispielsweise ungerecht behandelt hat, dann sagen Sie laut zu sich selbst: »Mein Chef darf so sein, das ist in Ordnung so.«

Vergessen Sie vor allen Dingen beim letzten Schritt nicht, dass Sie nur Ihre eigenen Gedanken positiv beeinflussen können, nicht aber die der anderen Personen.

»Innere Erkenntnis und Vertrauen« auf einen Blick:

- **Innere Klarheit über Ihre Werte und Prioritäten im Leben ist ein entscheidender Glücksfaktor.**

- **Bringen Sie Ihre Lebensenergien – Doshas – ins Gleichgewicht.**

- **Stecken Sie mehr Energie in die Förderung Ihrer Talente statt in die Ausmerzung vermeintlicher Schwächen.**

- **In jeder Zelle ist die Vollkommenheit des ganzen Universums enthalten.**

- **Stärken Sie das Bewusstsein Ihres Selbst.**

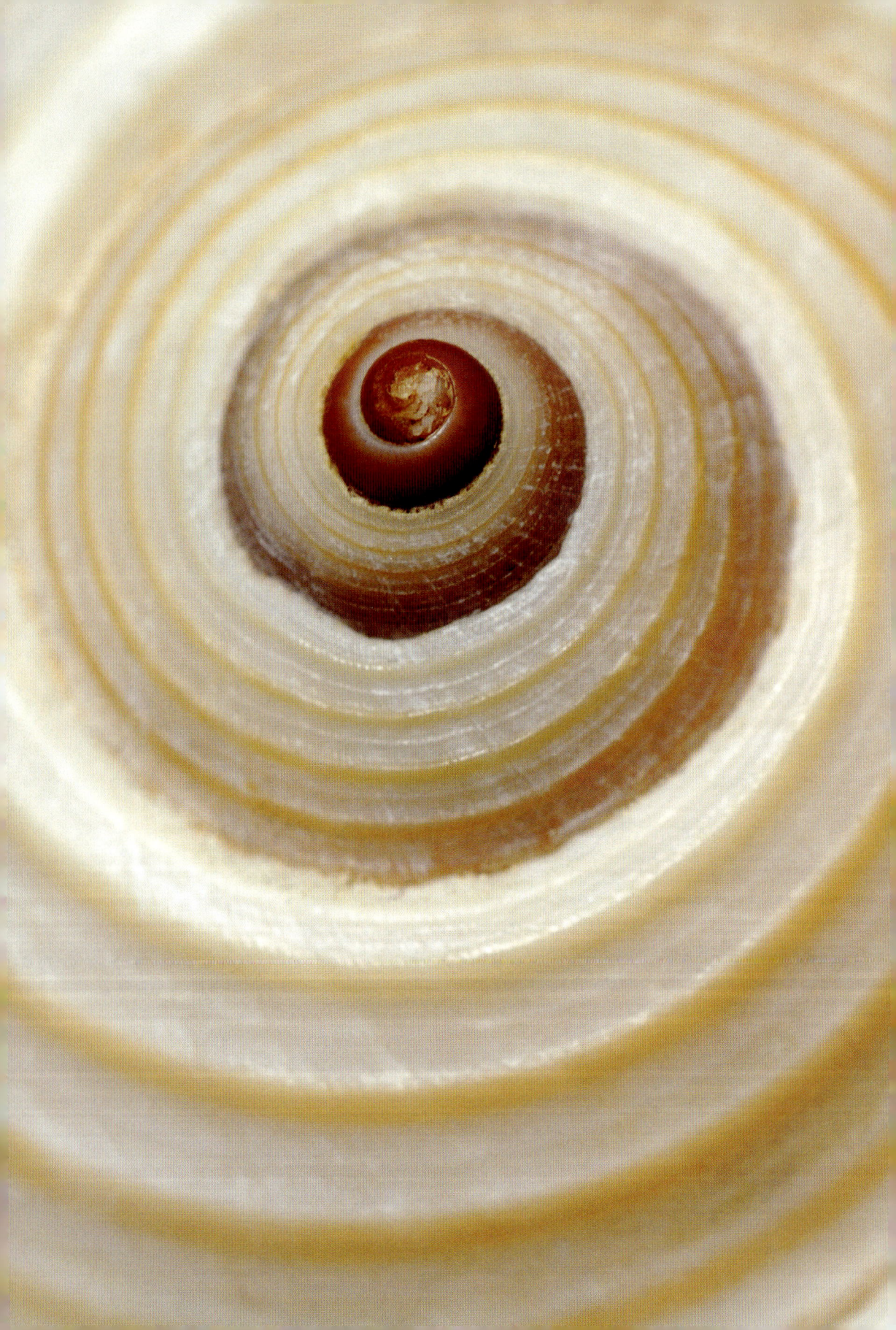

Berufung und Sinn

Finden Sie Ihr Dharma, Ihr Lebensziel

»Die Reise einer jeden individuellen Seele
ist im Einklang mit den Gesetzen seines Dharma,
seines Ideals der Vollkommenheit.«

Kashyapa Sutras, Sutra 5

Wann wird ein Wunsch zum Ziel?

In diesem Kapitel gehen Sie auf die Suche nach Ihren Wünschen und Träumen. Sie sind die Basis für die echten Ziele, die für Körper, Geist und Seele stimmig sind. Ihre Träume helfen Ihnen obendrein dabei, zu Ihrer Berufung, Ihrem Dharma, zu finden.

Mit dem Wissen um Ihre Vergangenheit, der Kenntnis Ihrer Talente und dem Vertrauen auf Ihre Fähigkeiten können Sie nun Ihr Drehbuch für die Ziele der Zukunft schreiben – in Harmonie mit Körper, Geist und Seele. Ihre Wünsche und Träume geben Ihnen wichtige Hinweise auf die wahren Ziele, die mit Ihrem Innersten in Einklang stehen. Doch was unterscheidet eigentlich Wünsche von Zielen?

Wünsche haben eine große intuitive Kraft und ermöglichen uns – ebenso wie Träume – den Kontakt zu tieferen, meist unbewussten Bewusstseinsebenen. Dabei geht es zunächst weder um die Realisierbarkeit noch um irgendwelche Planungen. Sie können sich auf einen fernen Planeten träumen oder wünschen, Sie wären ein Vogel und könnten fliegen – Träume kennen nicht die Grenzen der materiellen Welt.

Ihre Wünsche und Träume sind die Basis für wahre Ziele, die mit Ihrem Innersten in Einklang sind. Mithilfe Ihrer Träume werden Sie Ihre Berufung, Ihr Dharma, finden.

Die SMART-Formel

Bei Zielen hingegen stehen die Realisierbarkeit und die Schritte zur Erreichung des Ziels im Mittelpunkt. Es gibt verschiedene Ansätze zur Definition von Zielen, die bekannteste ist die sogenannte SMART-Formel. Ziele müssen demnach folgende Kriterien erfüllen:

Spezifisch

Ist das Ziel so präzise formuliert, dass es keinen Spielraum für Interpretationen lässt?

Messbar

Woran erkenne ich, dass das Ziel erreicht wurde?

Aktionsorientiert

Das Ziel kann durch eigenes Handeln erreicht werden.

Realistisch

Das Ziel soll anspruchsvoll, aber erreichbar sein – in Bezug auf die eigenen Fähigkeiten und Rahmenbedingungen wie finanzielle Mittel und Ähnliches.

Terminiert

Das Ziel sollte in einen festen Zeitplan eingebunden sein, mit einem klarem Anfangs- und Endpunkt sowie Terminen für diverse Etappenziele.

Ziele sind konkret und realisierbar

Nehmen wir an, Sie wünschen sich, mehr von der Welt zu sehen. Wenn Sie diesen Wunsch in umsetzbaren, messbaren Einzelschritten konkretisieren, wird er zum Ziel. Zum Beispiel: »Im nächsten Urlaub möchte ich für zwei Wochen nach Venezuela fliegen. Im August werde ich dazu die Angebote von mindestens drei Reiseveranstaltern einholen und vergleichen. Bis zum 31. August werde ich Flug und Unterkunft buchen.« Ein Traum oder Wunsch wird zum Ziel, wenn konkrete Schritte zur Umsetzung und ein fester Zeitrahmen festgesetzt werden.

Aus einem Traum oder Wunsch wird dann ein Ziel, wenn konkrete, realistische Schritte zur Umsetzung geplant und gegangen werden und dafür ein überprüfbarer Zeitrahmen festgesetzt wird.

Verschiedene Arten von Zielen

Bei der Venezuelareise handelt es sich hinsichtlich des Zeitrahmens und des Planungsaufwands um ein überschaubares, kurzfristiges Ziel. Vielleicht nehmen Sie sich aber auch vor, in fünf Jahren Ihre fünf Topziele in Südamerika bereist zu haben und in 30 Jahren den ganzen Kontinent zu kennen, inklusive eines zweimonatigen Nonstop-Aufenthalts. Auch diese mittel- und langfristigen Ziele sollten Sie in überschaubarere, kurzfristige Planungen aufteilen, da sie sonst zu unkonkret bleiben.

Im Großen steckt das Kleine

In großen Zielen stecken also viele kleine Ziele. Das ist ein wichtiges Prinzip, das Sie sich merken sollten! Die meisten Menschen verzetteln sich in den kurzfristigen Zielsetzungen und kommen so gar nicht dazu, sich mit ihren großen Lebenszielen zu beschäftigen. Über all den Tages- und Wochenaufgaben vergessen sie das große, übergeordnete Ganze. Außerdem verwechseln sie häufig die kleinen Ziele ohne einen übergeordneten Rahmen mit Pflichten, die ihnen von außen – beispielsweise von der Gesellschaft – aufgedrückt werden.

Indiviuelle Ziele

SMART-i:
Spezifisch,
Messbar,
Aktionsorientiert,
Realistisch,
Terminiert – und
individuell.

Deshalb ist bei der Definition von Zielen noch ein weiterer Punkt sehr wichtig: Ziele sind konkret, realisierbar und *individuell*. Niemand ist für die Definition und Umsetzung Ihrer Ziele verantwortlich – nicht die Gesellschaft, nicht Ihre Familie oder Freunde, nicht Ihre Arbeitskollegen –, nur Sie selbst. Das bedeutet auch, dass niemand Sie be- oder gar verurteilen kann für das, was Sie tun oder nicht tun.

Machen Sie es sich zur Gewohnheit, in Zukunft Ihre Ziele genau zu überprüfen. Sind sie spezifisch, messbar, aktionsorientiert, realistisch, terminierbar und individuell? Sind es wirklich *Ihre* Ziele? Je mehr Übung Sie darin haben, desto leichter wird Ihnen die Unterscheidung zwischen Wünschen und Zielen fallen.

Der ayurvedische Gedanke

In der vedischen Weltsicht liegen jedem Handeln – Sankalpa – Wunsch und Absicht zugrunde. Erinnern Sie sich an die vedische Weisheit, wonach sich in jeder Zelle das Universum spiegelt? Vom »kleinsten Kleinen bis zum größten Großen«, heißt es in den vedischen Schriften, folgt alles den gleichen Gesetzmäßigkeiten. Kosmos und Mensch bilden eine untrennbare Einheit. Die Veden fordern Sie dazu auf, groß – nicht größenwahnsinnig! – zu denken und sich langfristige Ziele zu setzen. Große Pläne kanalisieren die Lebensenergie und schützen davor, das Leben nicht nach Ihren eigenen Vorstellungen zu gestalten.

Doch wie findet man diese langfristigen Ziele, und woher weiß man, ob man die richtigen gewählt hat?

Wie Sie Ihr Lebensziel finden

Es ist schon seltsam: Wir planen den Bau von Häusern, den nächsten Urlaub, das Fest mit Freunden minutiös und mit viel Eifer. Aber wenn man die Menschen nach ihrem Lebensplan fragt, dann erntet man entweder Schweigen und Ratlosigkeit, oder es werden rein materielle Ziele genannt.

Häufig hat sich mit zunehmendem Alter eine gewisse Desillusionierung breitgemacht. Verschiedene Träume wurden bereits begraben. Auch wissen viele Menschen nicht, wie sie sich den großen Zielen nähern sollen. Oder sie haben Angst, eine falsche Entscheidung zu treffen.

Jedes Handeln ist nach der vedischen Lehre eine Folge von »Sankalpa« – Wunsch und Absicht.

Das Leben gestalten

Meiner Erfahrung nach werden diese Befürchtungen immer kleiner, je klarer und konkreter man Ziele definiert und plant. Sie erhalten so das angenehme Gefühl von Sicherheit und Kontrolle. Machen Sie sich außerdem immer wieder klar: Auch wenn Sie sich nicht entscheiden, ist dies eine Entscheidung. Sie geben damit die Dinge aus der Hand und wählen die Passivität.

Ein Lebensplan bedeutet nicht, dass Sie womöglich unfreier oder unflexibler werden. Ganz im Gegenteil: Sie gestalten damit Ihr Leben nach Ihrem eigenen Willen und lassen es nicht von anderen gestalten.

Der ayurvedische Gedanke

In der vedischen Lehre gibt es einen zentralen Begriff, der mit Erfolg, Zufriedenheit und Glück untrennbar verbunden ist: »Dharma«. Er bedeutet so viel wie »allgegenwärtiges Gesetz der Natur, dem das ganze Universum und jeder Mensch unterworfen ist«. Für den Einzelnen lässt sich Dharma am treffendsten mit den Begriffen Berufung und Lebensaufgabe übersetzen. Jeder von uns hat sein persönliches Dharma.

Wir alle kennen und erkennen Menschen, die ihr Dharma gefunden haben: Die Dinge gehen ihnen leicht von der Hand, sie erledigen ihre Aufgaben mit großer Freude und Hingabe und gehen in ihren Tätigkeiten vollkommen auf. Wer im Einklang mit seiner Berufung handelt, der strahlt Zufriedenheit und Glück aus. Ein solcher Mensch erreicht eine Ebene des Seins, auf der er intuitiv das Richtige tut.

Der bessere Gegenentwurf

Wer sein »Dharma« findet, geht in seiner Tätigkeit auf und strahlt Zufriedenheit und Glück aus.

Die Realität sieht leider häufig vollkommen anders aus: Viele Menschen schleppen sich jeden Morgen zu ihrem Arbeitsplatz und kehren am Abend gestresst und ausgelaugt nach Hause zurück. Sie sind nur noch fähig, den Fernseher anzuschalten und sich von diesem bis in den Schlaf berieseln zu lassen. Wenn sie es sich nur finanziell leisten könnten, würden sie voller Genugtuung zu ihrem Chef gehen und kündigen.

Aber meistens sind es nicht nur materielle Gründe, die Menschen in solch unglücklichen Situationen verharren lassen. Es fehlt ihnen häufig der bessere Gegenentwurf, ein Ziel, für das sich die Umkehr lohnt. Wer sein Dharma findet, der wird nicht zögern, eine gut bezahlte Stelle zu kündigen, die ihn letztlich unglücklich macht.

Die Berufung finden

Vielleicht denken Sie, es sei naiv daran zu glauben, dass jeder Mensch gemäß seiner Berufung leben und arbeiten kann, noch dazu in der heutigen Wirtschaftslage? Ist es das wirklich?

In der vedischen Lehre wird das Suchen und Finden des Dharma als eine der wenigen wirklichen Pflichten gesehen, die wir in unserem Leben haben. Wenn Menschen zu sich, zu ihrer Berufung finden, kann das bedeuten, dass der gestresste Manager zum Literaten wird, der Post austrägt und gemeinsam mit anderen Menschen einen Bauernhof auf dem Land pachtet.

Häufig sind gar keine radikalen Änderungen notwendig, sondern nur leichte Modifizierungen der Rolle in der Firma oder in der Familie. Es gibt hervorragende Experten, die als Führungskräfte unglücklich werden, weil sie eigentlich geborene Teamplayer sind.

Das Suchen und Finden des Dharma ist gemäß der vedischen Lehre eine der wenigen wirklichen Pflichten des Menschen.

Jedem seinen Lebensweg

Jeder von uns hat sein eigenes Dharma, seine eigene Stufe der Entwicklung, seinen eigenen Weg. Erfolgsprinzipien, wie man sie in vielen Managementbüchern liest, lassen sich deshalb nur bedingt verallgemeinern und Lebenswege sich schon gar nicht wertend vergleichen.

Seine Lebensaufgabe oder Berufung kann jeder Mensch nur in sich selbst finden. Es gibt aber eine Reihe von Methoden, die Sie dabei unterstützen, den Kontakt mit dem Teil von Ihnen herzustellen, der Ihre Lebensaufgabe schon kennt.

Sie erinnern sich? Alles, was Sie brauchen, ist schon da: Sie müssen es nur nutzen.

Wünsche und Träume

Einer der schnellsten Wege zum Dharma führt über unsere Wünsche und Träume. Ich verwende beide Begriffe hier synonym. Unsere Träume zeigen oft verborgene Wünsche, man spricht nicht umsonst von Wunschträumen. Träume fragen nicht nach der Erreichbarkeit. Gerade deshalb bieten sie einen Zugang zu unserem Unterbewusstsein, zu unseren Hoffnungen und tiefsten Gefühlen. Im besten Fall sind die Wünsche und Träume der Stoff, aus dem unsere Ziele gemacht werden.

Die ersten Fragen, die Sie sich stellen sollten, um Ihr Dharma zu finden, lauten also:

● Wovon träume ich?

● Was wünsche ich mir mehr als alles andere auf der Welt?

● Was lässt mein Herz schneller schlagen und bringt meine Augen zum Leuchten?

Viele Menschen finden keine oder nur sehr abstrakte Antworten wie Glück, Erfolg, Gesundheit, wenn man sie nach ihren Wünschen fragt. Häufig sagen sie: »Ich habe das Gefühl, dass ich nicht mehr träumen kann.«

Dies gilt besonders für Menschen, die ohne Ziele durchs Leben gehen. Die Kraft zum Träumen wird hier häufig durch Frustrationserlebnisse und das Gefühl des Ausgeliefertseins überlagert und gehemmt. Das ist sehr schade, denn von Träumen geht eine sehr starke visionäre Kraft aus.

Der Flow-Zustand

Bei welcher Tätigkeit vergessen Sie den Rest der Welt?

Möglichweise sind Sie aber gar nicht so weit von Ihren Träumen und Wünschen entfernt, wie Sie denken. Was tun Sie derzeit in Ihrem Leben mit echter Hingabe und Freude? In was können Sie sich so versenken, dass Sie den Rest der Welt komplett ausblenden? Die Glücksforschung nennt diesen Zustand »Flow«. Im vedischen Sinn ist in solchen Situationen die Harmonie von Körper, Geist, Seele und Universum vollkommen.

Möglicherweise gibt es eine berufliche Aufgabe, vielleicht ein Hobby wie Fußball oder Gitarrespielen, das Zusammensein mit Freunden oder Spazierengehen, durch das Sie den Flow erreichen. Schauen Sie genau hin: Sie finden hier wichtige Anhaltspunkte dafür, was Ihnen in Ihrem Leben wichtig ist, in welchem Bereich Ihre Berufung liegen könnte. Möglicherweise können Sie die Tätigkeit, die Sie glücklich macht und die Sie bislang nur als Freizeitbeschäftigung gesehen haben, in Ihren Beruf integrieren oder anderweitig ausbauen.

Für den Moment ist nur wichtig, dass Sie sich klarmachen: Es gibt diesen Zustand in Ihrem Leben. Sie können das Aufgehen im Moment spüren und auch auf andere Situationen übertragen. Je mehr Sie im Einklang mir Ihrem Lebensziel leben, desto mehr werden Sie den Flow in Ihren Alltag integrieren können.

Aber auch wenn Ihnen gar nichts einfallen will, ist dies kein Grund, enttäuscht zu sein oder gar aufzugeben. Glücklicherweise lassen sich die positive Vorstellungskraft und die Kraft zum Träumen – wie alle anderen Fähigkeiten – wiederentdecken und trainieren.

Wieder träumen lernen

Nutzen Sie jede Möglichkeit, kreativ zu sein und Ihre Fantasie anzuregen und auszuleben. Wenn Sie malen, schreiben, musizieren oder tanzen, regen Sie damit die rechte Gehirnhälfte und damit Ihre Gefühle und Ihre Intuition an.

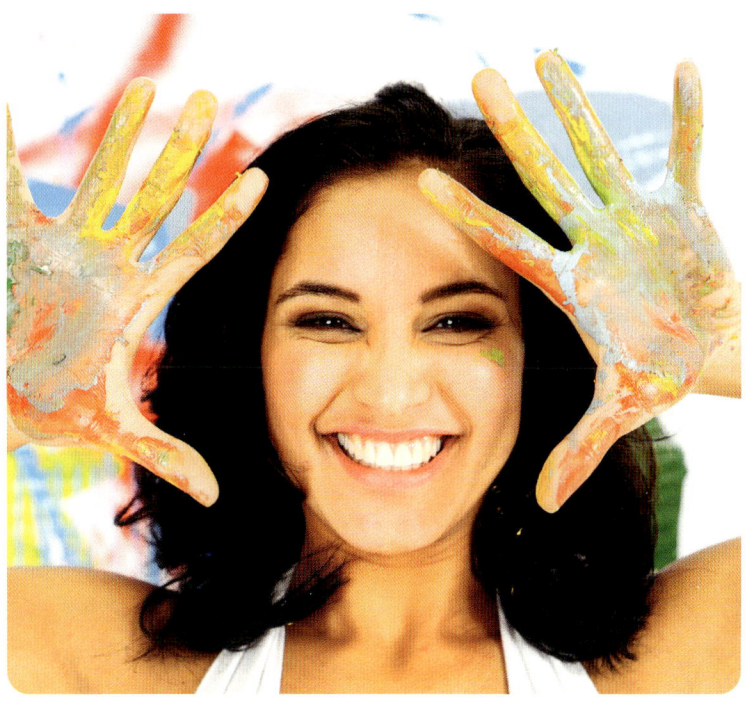

Kreativität, Fantasie, Konzentration sind Wege zu Wünschen und Träumen.

93

Auch Ihre Nachtträume sind ein wichtiger Schlüssel zu Ihrer tiefen, intuitiven Bewusstseinsebene. Wenn Sie zu den Menschen gehören, die sich nur selten an ihre Träume erinnern, versuchen Sie es mit einem Traumtagebuch. Wenn Sie regelmäßig darin Erinnerungsfetzen notieren, werden Sie feststellen, dass Ihnen mehr Träume im Gedächtnis bleiben.

Inspiration durch Vorbilder

Einen wichtigen Hinweis auf verborgene Wünsche geben auch Vorbilder. Sicherlich fallen Ihnen Menschen ein, die Sie bewundern. Häufig bewundern wir an anderen genau jene Errungenschaften und Eigenschaften, die wir uns für uns selbst wünschen, aber uns nicht zugestehen. Wenn man diesen Zusammenhang erkennt, können Vorbilder eine starke Kraft haben. Sie können inspirieren und zum Handeln anregen.

Konzentriert sein

Eine der wichtigsten Qualitäten, von der in diesem Buch immer wieder die Rede ist, ist die Konzentrationsfähigkeit. Ohne die Fähigkeit, im Augenblick zu sein, Alltagsgedanken und Stress einmal auszublenden, können wir weder träumen noch eine positive Vorstellungskraft entwickeln.

Unachtsamkeit ist ein großes Problem unserer Zeit: stets mehrere Dinge gleichzeitig tun und nichts davon mit Herzblut, immer und überall erreichbar sein, Informations- und Reizüberflutung – dabei kommt der Fokus auf den Moment, auf die Gegenwart, auf das, was wir gerade tun, häufig zu kurz.

Der Alpha-Zustand

Um Ihre Konzentrationsfähigkeit zu trainieren, gibt es unendlich viele Übungen: aus Meditation, Zen, Yoga oder autogenem Training. Grundsätzlich geht es bei all diesen Techniken darum, einen Zustand zu erreichen, den die Mediziner »Alpha-Zustand« nennen. Ist

Eine wichtige Voraussetzung, um zu träumen und positive Vorstellungskräfte zu entwickeln, ist die Fähigkeit, ganz im Augenblick zu sein und Alltagsgedanken und Stress ausblenden zu können.

der Alpha-Zustand erreicht, bewegen sich die Hirnströme in einer Frequenz zwischen 8 und 13 Hertz. Wir sind zwar geistig klar und aufnahmefähig, das Gehirn arbeitet sehr effektiv, aber zugleich in völliger Ruhe und in gutem Kontakt mit unserem Unterbewusstsein und unserer Intuition. Unser gesamtes Potenzial steht uns zur Verfügung.

Der Beta-Zustand

Ganz anders ist der Beta-Zustand, in dem sich die meisten Menschen tagsüber befinden. Er entspricht innerlichem und äußerlichem Angespanntsein und Entscheidungen, die vorwiegend auf der Verstandesebene zustande kommen. Auf dieser Frequenz denken und handeln wir wie mit Scheuklappen, weil wir uns unbewusst durch das hohe Stressniveau immer in einer Mit-dem-Rücken-zur-Wand-Verteidigungshaltung fühlen. Muskelverspannungen und Kopfschmerzen sind häufig die Folgen. Beim Beta-Zustand dominiert die linke Gehirnhälfte.

Für Ihre seelische und körperliche Gesundheit ist es sehr wichtig, dass Sie möglichst häufig den Alpha-Zustand erreichen. Es genügen schon zehn Minuten täglich, um Ihre Konzentrationsfähigkeit, Ihre Stressresistenz, Leistungsfähigkeit und Kreativität ganz erheblich zu steigern.

Der ayurvedische Gedanke

Richten Sie Ihre Aufmerksamkeit noch auf einen weiteren Aspekt, der häufig vergessen wird: auf die Macht der Worte. Zwar gibt es unzählige Rhetorikkurse, in denen wir lernen, andere Menschen in unseren Bann zu ziehen, sie für uns einzunehmen und für unsere Ziele zu begeistern. Doch wird in der westlichen Welt selten darauf geachtet, wie groß der Einfluss der Worte, die wir wählen, auf uns selbst, auf die Harmonie von Körper, Geist und Seele ist. Wie wir andere mit Worten beeinflussen, so können wir dies selbstverständlich auch bei uns selbst tun.

> Die Worte, die wir wählen, haben große Macht auf uns selbst, auf die Harmonie von Körper, Geist und Seele.

Die Versuche von Dr. Masaru Emoto

Nicht nur wir Menschen, sondern alle Lebewesen, Pflanzen und sogar Gegenstände, reagieren übrigens auf Worte. Der japanische Arzt Dr. Masaru Emoto, der sich mittlerweile auch in Europa einen Namen gemacht hat, hat mit eindrucksvollen Experimenten gezeigt, welche Macht Worte und Gedanken auf Wasser ausüben können.

Er entnahm Wasserproben, gefror sie und fotografierte sie dann in seinem Tiefkühllabor bei minus 5 °C. Anschließend betrachtete er sie 400-fach vergrößert unter dem Mikroskop und untersuchte, welche Kristalle das Wasser bildete. Dann füllte er verschiedene Behälter mit dem gleichen Wasser. Einige beschriftete er mit negativen Wörtern wie Krieg und Tod, andere mit positiven Worten wie Liebe, Geborgenheit und Glück. Zusätzlich besprach er die beschrifteten Behälter täglich mit den entsprechenden Wörtern.

Einige Tage später untersuchte er die bei minus 5 °C gefrorenen Inhalte der jeweils unterschiedlich beschrifteten und besprochenen Behälter. Die Ergebnisse waren verblüffend. In den positiv betitelten Behältern fanden sich wunderschöne, harmonisch ineinander fließende Formen. In den Behältern mit den negativen Wörtern zeigten sich grotesk hässliche Kristallstrukturen.

Positive Worte setzen Energien frei

Wenn sogar Wasser auf geschriebene und gesprochene Worte solche Reaktionen zeigt, was glauben Sie, welche Macht und Auswirkungen Worte und Stimmlage auf uns Menschen haben? Immerhin bestehen wir Menschen bis zu 70 % aus Wasser.

Mit positiven Worten und Gedanken können Sie Energien freisetzen.

Sie können dies testen: Atmen Sie das nächste Mal, wenn Sie streiten oder aus einem anderen Grund sehr aufgewühlt sind, kurz tief ein, sehr langsam, ruhig, sprechen Sie in tiefer Stimmlage, und wählen Sie Ihre Worte mit Bedacht. Sie werden feststellen, dass sich Ihr Atem und Ihr Puls beruhigen. Schließlich werden auch Ihre Gedanken, die vielleicht eben noch voller Aufruhr wild hin- und hersprangen, ruhiger und ausgeglichener.

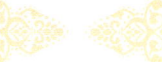
Die Kraft von Mantras

Nutzen Sie dieses Wissen um die Mächtigkeit der Worte. Es liegt allein an Ihnen, ob Sie mit Worten und Gedanken Ihren Körper bewusst stärken oder schwächen. Positive, klar strukturierte Formulierungen setzen Energien frei, während komplizierte, negative Aussagen hemmen und lähmen. Die Veden nutzen diesen Zusammenhang durch die Verwendung von Mantras. Dabei werden kurze Wortfolgen oder Silben mit positiver Botschaft oder einem warmen Klang immer wiederholt, um mentale und spirituelle Kräfte freizusetzen.

Mantras zur Zielerreichung

- Ich bin fest entschlossen, mein Ziel zu erreichen.

- Ich weiß, was ich will, und lasse mich nicht von meinem Weg abbringen.

- Ich kenne meine Fähigkeiten und Stärken und setze sie erfolgreich ein.

- Ich unterstütze andere Menschen mit meinem Wissen und werde von diesen unterstützt.

- All meine Konzentration ist auf den Moment und mein Ziel gerichtet.

- Ich vertraue auf die Kraft des Universums, meine Fähigkeiten und meine Mitmenschen.

- Ich bin voller Begeisterung und großartiger Gefühle für mein Ziel.

- Ich stelle mir vor, wie ich mein Ziel erreiche, und bin glücklich.

- Es gibt nichts, was mich von meinem Weg abbringen kann.

Mit Mantras zum Ziel

Dies waren nur einige Beispiele allgemeiner Mantras für die Zielerreichung. Sie können diese Vorlagen individualisieren oder eigene Sätze formulieren. Achten Sie darauf, dass Sie positiv und klar formulieren.

Versetzen Sie sich für diese Übung zunächst in den Alpha-Zustand, und wiederholen Sie im Sitzen, Stehen oder Liegen das Mantra Ihrer Wahl einige Minuten mit klarer, lauter Stimme. Widmen Sie sich dabei jeweils nur einem Mantra und nur einem Ziel.

Schreiben Sie Ihren Wunschzettel

Wenden Sie sich nun noch einmal den verschiedenen Lebensbereichen zu, die Sie bereits auf der ersten Checkliste im Buch auf Seite 27 definiert haben. Schreiben Sie auf, was Sie sich auf diesen Gebieten am allermeisten wünschen.

Träumen Sie in großen Dimensionen, und lassen Sie Einschränkungen wie »das ist unmöglich, das kann ich nicht, dafür bin ich zu alt« etc. nicht zu. Versuchen Sie, möglichst wenig mit dem Verstand und möglichst viel mit Ihrer Intuition zu arbeiten. Es geht nicht darum zu bewerten. Am besten machen Sie zu Beginn eine Entspannungsübung, um möglichst nah am Alpha-Zustand zu sein.

Schreiben Sie den Wunschzettel Ihrer Herzenswünsche in den verschiedenen Lebensbereichen, ganz intuitiv und ohne Einschränkungen.

Nehmen Sie Eintragungen zunächst mit Bleistift vor. So können Sie Ihre Wünsche im weiteren Verlauf unter verschiedenen Gesichtspunkten überprüfen und gegebenenfalls modifizieren.

Welches sind Ihre Herzenswünsche in den verschiedenen Lebensbereichen? Bewerten Sie an dieser Stelle noch nicht! Schreiben Sie einfach nur alles auf.

Wie ist es Ihnen bei der Erstellung Ihrer persönlichen Wunschliste ergangen? Spüren Sie genau nach. Vielleicht haben Sie sich auf dem einen Gebiet besonders schwergetan oder unwohl gefühlt, während auf einem anderen die Ideen nur so gesprudelt sind. Der Wunschzettel ist sehr hilfreich, um Ungleichgewichte zwischen den einzelnen Lebensbereichen zu erkennen.

Was sind Ihre Herzenswünsche?

Familie / Partnerschaft

Freunde

Beruf

Gesundheit

Weiterbildung / Persönlichkeit

Gesellschaftlicher Status

Religion / Glaube / Philosophie

Finanzen

Fitness

Ihr Thema

→ Diesen Fragebogen finden Sie auch als Download unter www.kaya-veda.de/gluecksbuch

Der ayurvedische Gedanke

Wenn Sie bei der Planung und Umsetzung Ihrer Ziele von der vedischen Lehre profitieren wollen, sollten Sie darauf achten, dass Sie einzelne Lebensbereiche nicht zu stark vernachlässigen. Natürlich ist die Gewichtung immer individuell. Ein zu starkes Ungleichgewicht führt jedoch zu Unausgeglichenheit und ist weder für Seele noch Körper gesund. Die Ziele, die Sie auf solche Weise erreichen, mögen zwar kurzfristigen Erfolg bringen, führen aber nicht zu langfristiger Zufriedenheit.

Überprüfung Ihres Wunschzettels

Schauen Sie sich nun Ihre Wunschliste genau an, und lassen Sie sie unter dem Aspekt der Ausgewogenheit auf sich wirken. Überprüfen Sie Ihre Wünsche unter folgenden Gesichtspunkten:

● Haben Sie wirklich Ihre eigenen Herzenswünsche notiert oder sich an den Erwartungen Ihrer Außenwelt orientiert? Ändern bzw. streichen Sie gegebenenfalls Ihre Wünsche.

● Haben Sie für sich gewünscht oder für andere? Denken Sie daran: Sie können nur Ihr eigenes Tun lenken, nicht das anderer Menschen, beispielsweise Ihres Partners.

● Sind Ihre Lebensbereiche ausgeglichen? Wenn nein: Welche sind unter- oder überrepräsentiert? Überlegen Sie sich, warum das so ist und was Sie daran ändern können.

● Gibt es Wünsche, die sich widersprechen? Wenn ja: Lassen sich diese Widersprüche auflösen?

● Gibt es Wünsche, die sich miteinander verbinden lassen?

Achten Sie beim Schreiben Ihres Wunschzettels möglichst auf ein Gleichgewicht der verschiedenen Lebensbereiche.

Wünsche, die sich widersprechen oder ergänzen

Ein Beispiel für Wünsche, die sich widersprechen: Sie träumen davon, ein Jahr lang um die Welt zu reisen; auf der anderen Seite wollen Sie in drei Jahren Abteilungsleiter sein. Sie werden Konzessionen machen müssen. Sollten sich die Widersprüche nicht auflösen lassen, ist es sehr wichtig, dies zu erkennen und den

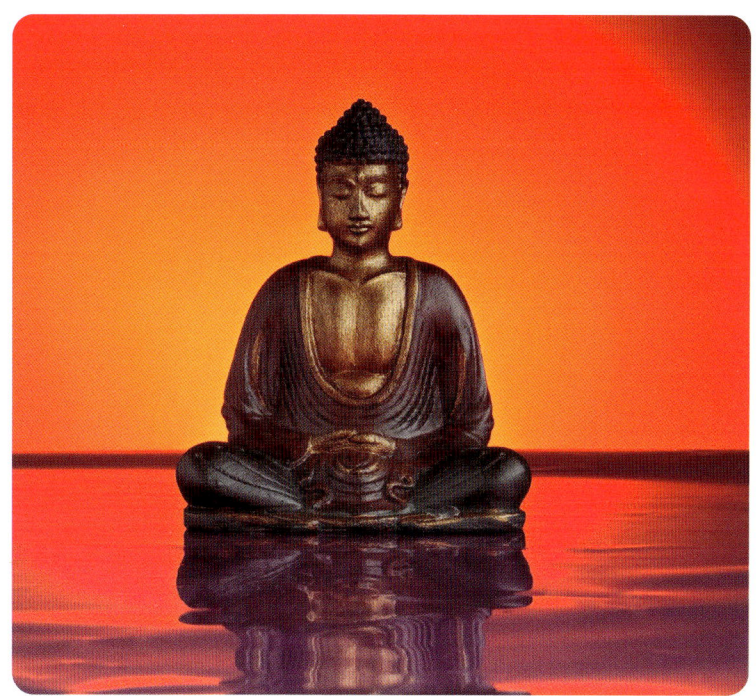

Wünsche ermöglichen uns den Kontakt zu tieferen, meist unbewussten Bewusstseinsebenen.

einen oder den anderen Wunsch loszulassen. Sonst laufen Sie Gefahr, auf der Stelle zu treten und dabei viel Energie sinnlos zu vergeuden.

Möglicherweise ist aber auch das Gegenteil der Fall: Vielleicht bietet sich für Sie die Möglichkeit, zwei Wünsche »auf einen Streich« zu erfüllen. Prüfen Sie Ihre Träume auf Synergieeffekte, die Sie nutzen können, und bündeln Sie so Ihre Energien. Nehmen wir an, es ist Ihr Wunsch, eines Tages ein Buch zu schreiben, und zugleich wollen Sie viel von der Welt sehen und reisen. Zwei Wünsche, die sich vortrefflich miteinander verbinden lassen, wenn Sie Reiseschriftsteller werden.

Drucken Sie sich Ihren Wunschzettel aus, nachdem Sie nötige Änderungen gemacht haben, und legen Sie ihn in Ihren Terminplaner. Machen Sie es sich zur Gewohnheit, am Ende des Jahres darauf zu schauen und ihn gegebenenfalls zu modifizieren oder zu ergänzen.

Ihre persönliche Lebenslinie

Wahrscheinlich sind Sie jetzt schon ganz ungeduldig und wollen sich endlich an Ihren konkreten Zielplan machen. Das ist gut so. Sie sind jetzt tatsächlich an dem Punkt angekommen, wo Sie aus Ihren Wünschen Ziele machen werden. Bevor es jedoch an die Ausarbeitung Ihres individuellen Plans geht, möchte ich Ihnen kurz meine eigene Erfahrung damit schildern.

Persönlicher Erfahrungsbericht — der Blick von außen

Mit Ende 30 befand ich mich beruflich auf dem Höhepunkt. Es war immer mein Traum gewesen, mich mit meinem Tages- und Arbeitsrhythmus niemandem unterordnen zu müssen und selbstständig zu arbeiten. Seit vielen Jahren arbeitete ich in meiner ayurvedischen Praxis erfolgreich mit Klienten zusammen, erstellte mit ihnen Zieltagebücher und erklärte ihnen, wie wichtig die Ausgeglichenheit im Leben ist. Die Harmonie in meinem eigenen Leben, den übergeordneten großen Plan hatte ich dabei aber selbst aus den Augen verloren. Ich war zwar beruflich mehr als zufrieden, im Privatleben aber dafür leider überhaupt nicht. Ich hatte keinen Partner, wünschte mir eigentlich Kinder, und meine Freunde kamen irgendwie immer zu kurz.

Als mir das mehr und mehr bewusst wurde, habe ich einen Coach konsultiert. Im Verlauf der Beratung habe ich über verschiedene Überlegungen und Übungen wieder das Gleichgewicht in meinem Leben herstellen können. Die Maßnahmen, in deren Zentrum der Lebensplan steht, und die zugrundeliegenden Prinzipien waren mir von meiner eigenen Beratungsarbeit allesamt bekannt. Ich hatte nur gänzlich vergessen, sie an mir selbst anzuwenden.

Manchmal ist der Blick, der Anstoß von außen nötig. Sie wissen das, sonst würden Sie dieses Buch nicht lesen. Ich kann es nicht oft genug wiederholen: Alles, was Sie brauchen, um Ihre Ziele zu erreichen, ist in Ihnen. Sie müssen es nur *tun* und immer wieder *üben*.

> **Der Mensch durchläuft im Leben, je nach Alter, verschiedene Phasen. Die beschriebenen Sieben-Jahres-Schritte bieten eine gute Orientierung, sollten aber nicht dogmatisch verstanden werden.**

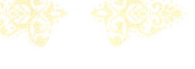
Heute habe ich eine kleine Familie und kann sagen, dass ich im Einklang meiner verschiedenen Lebensbereiche lebe. Natürlich ist mir bewusst, dass für manche Herzenswünsche das Leben Grenzen setzt. Dennoch halte ich es für wichtig, sich diese Träume bewusst zu machen und ihnen Raum zu geben.

Lebenszyklen in Sieben-Jahres-Phasen

Häufig werden die Lebenszyklen in Sieben-Jahres-Schritten mit folgenden Hauptaspekten unterschieden.

0 bis 7 Jahre — **Vertrauen / Behütet sein**

7 bis 14 Jahre — **Pubertät / Loslösung / Vorbilder**

14 bis 21 Jahre — **Ausbildung / Berufswahl / Spaß**

21 bis 28 Jahre — **Karriere / Persönliche Weiterentwicklung / Suchen und Irren**

28 bis 35 Jahre — **Familie / Kinder / Ankommen / Planen**

35 bis 42 Jahre — **Beruf / Wurzeln schlagen / Midlife-Crisis: War es das schon?**

42 bis 49 Jahre — **Umorientierung / Nachholbedürfnis / Neuanfang**

49 bis 56 Jahre — **Bewusstsein, dass der Erfolg wächst / Innere Ruhe / Verantwortung wird übernommen**

56 bis 63 Jahre — **Berufsausstieg / Neuorientierung / Sinnkrise**

63 bis 70 Jahre — **Auseinandersetzung mit dem Tod / Menschenkenntnis / Ratgeber / Großeltern / Körperliche Grenzen**

70 bis ... — **Hilfe annehmen, Unselbstständigkeit / Vertrauen / Aktivitäten gemäß eingeschränkter Möglichkeiten**

Ich kenne eine Frau, die sich nichts sehnlicher als eine große Familie wünschte, aber keine Kinder bekommen konnte. Sie trauerte einen gewissen Zeitraum darüber, resignierte aber nicht und gab auch ihren Traum nicht auf. Sie lebt heute in einer Wohngemeinschaft mit mehreren Kindern und hat damit ihren Traum von der Großfamilie auf andere Art und Weise wahrgemacht.

Geben Sie Ihre Träume nicht vorschnell auf. Große Herzenswünsche sind häufig ein Hinweis auf Ihr Dharma.

Geben Sie große Träume nicht leichtfertig auf

Geben Sie Ihre Träume auch dann nicht vorschnell auf, wenn Sie Ihnen zunächst unrealistisch scheinen. Große Herzenswünsche sind es wert, große Beachtung zu bekommen. Sie sind ein Hinweis auf unser Dharma, unsere Lebensaufgabe. Fragen Sie sich stattdessen, wie Sie Ihre Wünsche so modifizieren können, dass sie realisierbar werden. Oft gibt es viel mehr Alternativen und Wege zu einem Ziel, als uns auf den ersten Blick bewusst ist.

In welcher Lebensphase sind Sie?

Machen Sie nun aus Ihren Wünschen langfristige Ziele. Im Folgenden werden Ihnen einige Module vorgestellt, die sich an mir selbst und an vielen meiner Klienten als sehr hilfreich erwiesen haben. Beginnen Sie mit der Lebenslinie, die Sie auf Seite 109 finden. Sie verdeutlicht Ihnen, in welcher Lebensphase Sie stehen, was Sie bereits alles in Ihrem Leben geschafft haben und welche Pläne Sie für den Rest Ihres Lebens haben.

Schritt 1: Ziele und Erfolge Ihres bisherigen Lebens

Tragen Sie Ihr aktuelles Alter links neben der Lebenslinie an der passenden Stelle ein, und beginnen Sie damit, die großen Ziele und Erfolge Ihres bisherigen Lebens zu notieren. Vergegenwärtigen Sie sich außerdem, in welcher Lebensphase Sie sich derzeit befinden. Wie alles in der Natur durchläuft auch das Leben des Menschen verschiedene Zyklen: des ungestümen Wachsens, der Ruhe, des Verge-

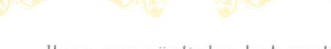

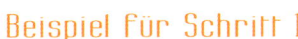

Beispiel für Schritt 1

Lebensphasen	Erfolge und Ziele
45 Jahre	Studium im Ausland erfolgreich abgeschlossen
Lebensmitte	
Bilanz	Wenige, aber stabile Freundschaften seit Kindheit
Wunsch nach spiritueller Entwicklung und Unabhängigkeit	Gute Partnerschaft, gutes Verhältnis zu Eltern
	Gitarre spielen gelernt und perfektioniert

hens und des Neuanfangs. Die Sieben-Jahres-Phasen bieten sicher eine gute Orientierung, Sie sollten sie aber keinesfalls dogmatisch sehen. Jeder Mensch ist anders und hat seine eigene Entwicklungsgeschwindigkeit. Notieren Sie links neben Ihrer Lebenslinie, in welchem Zyklus Sie sich aktuell befinden.

Schritt 2: Ihre künftigen Lebensziele

Im zweiten Schritt sollten Sie sich klarmachen, was Sie in Ihren nächsten Jahren in den für Sie wichtigen Lebensbereichen erreichen möchten. Nehmen Sie dazu Ihren Wunschzettel, und formulieren Sie Ihre Wünsche so um, dass sie möglichst den Zielkriterien – spezifisch, realistisch und *individuell* – entsprechen.

Natürlich ist es bei den großen Zielen deutlich schwieriger, konkret zu sein. Versuchen Sie trotzdem, möglichst wenig allgemein und abstrakt zu formulieren. Im nächsten Schritt werden wir dann Ihre großen Ziele in kleine Ziele aufteilen und für Sie einen Zeit- und mess- und terminierbaren Aktionsplan entwerfen.

> Notieren Sie in Schritt 1 zunächst die großen Ziele und Erfolge Ihres bisherigen Lebens.

Beispiel für Schritt 2

Lebensphasen	Erfolge und Ziele
45 Jahre	
Lebensmitte	Studium im Ausland erfolgreich abgeschlossen
Bilanz	
Wunsch nach spiritueller Entwicklung und Unabhängigkeit	Wenige, aber stabile Freundschaften seit Kindheit
	Gute Partnerschaft, gutes Verhältnis zu Eltern
	Gitarre spielen gelernt und perfektioniert

● Kleines Haus oder Wohnung mit Garten kaufen

● Selbstständig machen, u. a. als Gitarrenlehrer arbeiten

● Kinderbuch schreiben

● Konzentration verbessern/ Körperbeherrschung / Meditation / Yoga

● Mit Buddhismus und anderen Religionen beschäftigen

● Freundeskreis halten und ausbauen

● Die Partnerschaft spannend erhalten

In Schritt 2 notieren Sie dann, was Sie in den nächsten Jahren in den für Sie wichtigen Lebensbereichen erreichen möchten.

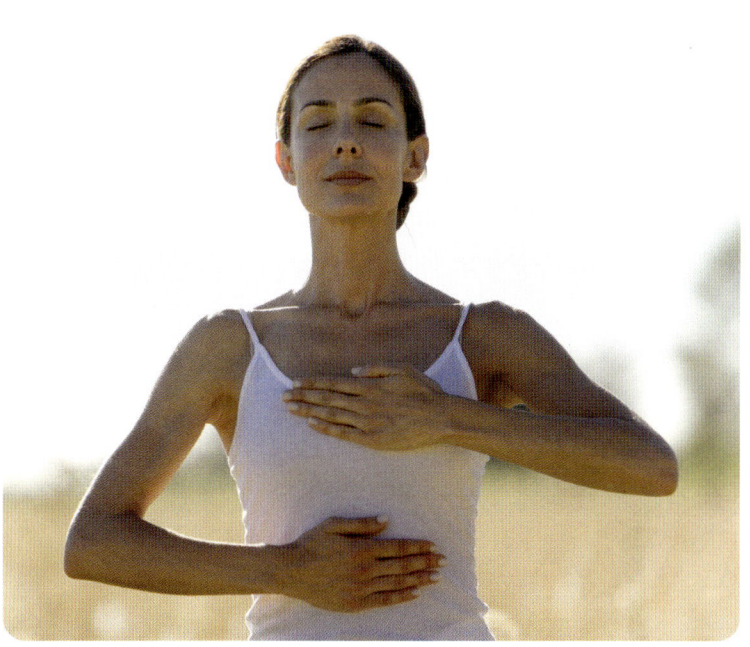

Aktivieren Sie Ihr Unter-bewusstsein, beispiels-weise durch eine Ent-spannungsübung, bevor Sie Ihre Herzens-ziele aufschreiben.

Ihre Lebenslinie — langfristige Ziele formulieren

Nehmen Sie sich für das Ausfüllen Ihrer Lebenslinie Zeit. Machen Sie im Vorfeld eine Entspannungsübung, und aktivieren Sie dadurch Ihr Unterbewusstsein und Ihre Intuition. Vergessen Sie nicht: Indem Sie aus Ihren Wünschen Ziele machen und diese aufschreiben, tun Sie den ersten, großen Schritt zu ihrer Verwirklichung.

Natürlich ist es bei den großen Zielen deutlich schwieriger, konkret zu sein. Versuchen Sie trotzdem, möglichst wenig allgemein und abstrakt zu formulieren. Im nächsten Schritt werden Sie dann Ihre großen Ziele in kleine Ziele aufteilen und einen Zeitplan und mess-baren Aktionsplan entwerfen.

Sie können zunächst mit zwei Zielen beginnen. Behalten Sie dabei aber die Ausgewogenheit der verschiedenen Lebensbereiche im Blick. Versuchen Sie, sowohl aus dem privaten als auch aus dem beruflichen Bereich jeweils ein langfristiges Herzensziel auf der Basis Ihrer Wünsche zu formulieren.

Formulieren Sie Ihre Ziele positiv

Vergessen Sie nicht: Denken Sie lieber zu groß als zu klein. Und formulieren Sie Ihre Ziele positiv. Wenn Sie also etwa in Ihrem Leben von Existenzängsten geplagt werden, schreiben Sie nicht »Ich möchte in den kommenden Jahren weniger Angst haben«, sondern »Ich möchte mutiger werden und mehr wagen«. Richten Sie Ihre Energie nicht auf das, was Sie loswerden, sondern auf das, was Sie erreichen wollen. Versuchen Sie, abstrakte, allgemeine Begriffe zu vermeiden. Wählen Sie stattdessen Worte, die in Ihnen Bilder und Emotionen auslösen.

Machen Sie sich nochmals deutlich, dass Sie alles, was Sie brauchen, in sich haben. Übernehmen Sie Verantwortung für Ihr Leben, gestalten Sie die kommenden Jahre so, wie *Sie* das möchten.

Je mehr Sie Ihre Herzensziele verinnerlichen, desto leichter wird Ihnen der Weg dorthin fallen. Ab einem gewissen Zeitpunkt werden Ihre Schritte und Gedanken Sie so ganz unbewusst in die für Sie richtige Richtung lenken. Sie werden Menschen kennenlernen, die Sie unterstützen und die Ihnen guttun. Das, worauf Sie Ihre Aufmerksamkeit und Energie richten, wächst und wird geschehen.

> **Führen Sie Ihre Lebenslinie immer mit sich, und überprüfen Sie Ihre Eintragungen in regelmäßigen Abständen, mindestens aber einmal im Jahr.**

> **»Berufung und Sinn« auf einen Blick:**
>
> ● **Nehmen Sie sich Großes vor – Sie erreichen auf dem Weg dorthin viele kleine Ziele.**
>
> ● **Jeder Mensch hat eine Berufung, sein Dharma – Träume, Kreativität, Konzentrationsfähigkeit und Entspannung sind die Schlüssel dazu.**
>
> ● **Machen Sie sich klar, in welcher Lebensphase Sie sind und was Sie noch erreichen wollen.**
>
> ● **Gestalten Sie einen Plan mit langfristigen Lebenszielen und führen Sie ihn immer mit sich.**

Ihre Lebenslinie

Lebensphasen   **Erfolge und Ziele**

Das Formular »Ihre Lebenslinie« finden Sie auch als Download unter www.kaya-veda.de/gluecksbuch

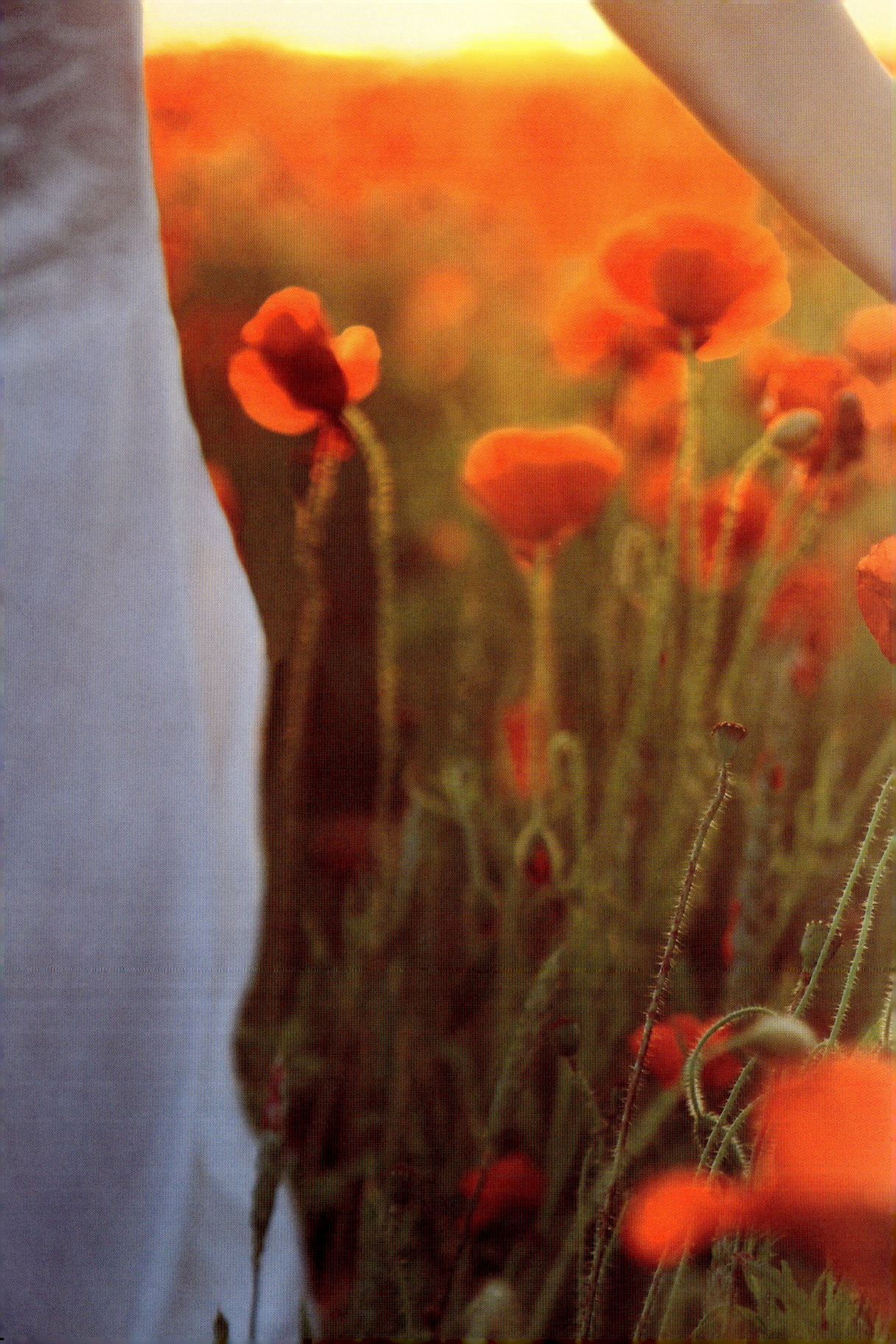

Mut und Handlung

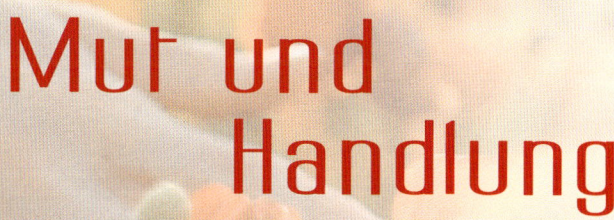

Die optimalen Startbedingungen schaffen mit vedischem und westlichem Wissen

»Erwarte nicht,
dass ein anderer für dich
die Dinge tut.«

Indisches Sprichwort

Letzte Überprüfung Ihrer Ziele

In diesem Kapitel werden Sie weitere Maßnahmen sowohl aus der vedischen Tradition als auch aus dem westlichen Management-wissen kennenlernen, die Ihnen beim Start und beim weiteren Vorgehen von Nutzen sein werden. Sie werden Ihre Herzensziele, die Sie nun definiert haben, in Etappenziele einteilen und für diese einen Zeit- und Aktionsplan erstellen. Dies ist auf dem Weg zum Ziel sehr wichtig: Denn je konkreter Sie sich vorbereiten und die einzelnen Schritte planen, desto schneller und müheloser werden Sie Ihr Ziel erreichen.

Ein Ziel nach dem anderen wird unter verschiedenen Gesichtspunkten geprüft

Beginnen Sie mit einem der Ziele, die Sie auf Ihrer Lebenslinie (das Formular dazu finden Sie auf Seite 109) definiert und notiert haben. Danach können Sie diese Vorgehensweise nach und nach auf alle weiteren Ziele anwenden. Unterziehen Sie noch einmal jedes Ihrer Ziele, und zwar ein Ziel nach dem anderen, einer genauen Prüfung, und modifizieren Sie sie gegebenenfalls. Sie werden merken, dass auf diese Art Ihre Planungen immer konkreter werden.

Je konkreter Sie die einzelnen Schritte auf dem Weg zu Ihrem Ziel planen, desto schneller und müheloser erreichen Sie Ihr Ziel.

Fragebogen zur Überprüfung Ihrer langfristigen Ziele

Der folgende Fragebogen, den Sie sich auch aus dem Internet herunterladen können, unterstützt Sie dabei, Ihre Ziele unter verschiedenen Gesichtspunkten – unter dem Aspekt der vedischen Philosophie, des rationalen Zeitmanagements, des sozialen Umfelds und Ähnlichem – nochmals zu reflektieren. Nutzen Sie diesen Fragebogen für jedes Ihrer langfristigen Ziele. Er dient dazu, in dieser frühen Phase der Zielerreichung unrealistische Planungen zu erkennen und gegebenenfalls zu modifizieren.

Überprüfen Sie nochmals Ihre Ziele

● Warum haben Sie gerade dieses Ziel gewählt?
Welche Argumente sprechen dafür?

● Ist es wirklich Ihr Ziel, oder haben Sie es möglicherweise von anderen übernommen?

● Was brauchen Sie, um dieses Ziel zu erreichen (Finanzen, Fähigkeiten, Zeit, Wissen, Material)? Ist dies machbar?

● Was sind Sie bereit, für dieses Ziel zu investieren (Zeit, Energie, Geld)?

● Wie wirkt sich die Erreichung des Ziels auf andere Lebensbereiche aus?

● Könnte sich die Zielerreichung negativ auf Ihre Gesundheit auswirken?

● Stellen Sie sich vor, Sie hätten das Ziel schon erreicht.
Welche Gefühle haben Sie dabei?

● Ist das Ziel in terminierbare Einzelziele gliederbar?

● Wie wirkt sich die Erreichung Ihres Ziels auf die Lebensqualität Ihrer Mitmenschen aus?

● Können Sie Ihr Ziel aus eigenen Kräften erreichen oder brauchen Sie hierfür Mitstreiter?

→ Diesen Fragebogen finden Sie auch als Download unter www.kaya-veda.de/gluecksbuch

Der ayurvedische Gedanke

Verabschieden Sie sich von Zielen, die andere oder Sie selbst schädigen, ausnutzen oder für die es nur materielle Beweggründe gibt. Langfristig wird Sie die Erreichung dieser Ziele weder zufriedenstellen noch Ihnen wirkliche Freude schenken.

Ganzheitlich stimmige Ziele

Entscheiden Sie sich vielmehr für die Ziele, die unter dem ganzheitlichen Aspekt stimmig sind und bei denen Sie auch die Lebensqualität Ihrer Mitmenschen und das Gleichgewicht verschiedener Bereiche berücksichtigen.

Überprüfen Sie auch die Hindernisse, die Ihnen in dieser letzten Überprüfungsphase in den Sinn kommen, sehr genau und kritisch. Denken Sie daran: Die meisten Grenzen existieren nur in Ihrem Kopf und können daher auch nur von Ihnen überwunden werden.

Stehen Sie zu 100 Prozent hinter dem Ziel?

Stellen Sie sich vor, Sie hätten Ihr Ziel schon erreicht. Welche Gefühle haben Sie dabei?

Der entscheidende Faktor für die Erreichung Ihres Ziels sind nicht äußere Umstände – es ist Ihr Wille. Wenn Sie Ihr Ziel wirklich mit jeder Faser Ihres Herzens erreichen wollen, werden Sie mögliche äußere Widerstände scheinbar mühelos aus dem Weg räumen.

Vieles an der Zielerreichung ist schlicht Arbeit – Übung, Systematik, Zeitmanagement, Struktur, Durchhaltekraft. Wenn Sie nicht hundertprozentig hinter Ihrem Ziel stehen, ist die Gefahr groß, dass Ihnen auf halbem Weg die Energie oder einfach die Lust verloren geht.

Hier ein Beispiel zur Verdeutlichung: Sie wollen ein Haus bauen. Stellen Sie sich vor, Sie betreten zum ersten Mal dieses Gebäude und sehen sich voller Begeisterung und Besitzerstolz darin um. Dieses warme Gefühl trägt Sie über den manchmal nicht leichten Weg und lässt Sie Mühen oder Verzicht nicht nur ertragen, sondern vielmehr als notwendige Schritte dankbar annehmen. Je klarer dieses Gefühl ist und je häufiger Sie es abrufen können, desto stärker wird der motivierende Sog, der von ihm ausgeht.

Ihr Zieltagebuch

Mit dem Plan, den Sie auf den folgenden Seiten finden, können Sie nun Ihre großen Ziele in überschaubare Jahres- oder Halbjahresetappen aufteilen.

Beginnen Sie mit einigen Zeilen, die erklären, warum Sie dieses Ziel gewählt haben. Dies kann Ihnen während einer möglichen Durststrecke eine gute Motivationshilfe sein. Bleiben Sie bei der Zielplanung realistisch.

Teilen Sie Ihre großen Herzensziele zunächst in überschaubare Jahresziele ein. Darauf folgt Ihr ganz konkreter Plan für die nächsten zwölf Monate mit verschiedenen Teilzielen, in unserem Beispiel mit Quartalszielen. In Ihrem zusätzlichen Terminplaner notieren Sie dann auf der Ebene der Wochen und Tage Ihre täglichen Schritte und Erfolge zu Ihren Quartalszielen.

Es ist sehr wichtig, dass Sie die Ziele nicht zu hoch ansetzen, um keine Frustrationserlebnisse aufkommen zu lassen. Jeder Etappensieg wird Sie dagegen beflügeln und Ihren Glauben an sich selbst stärken.

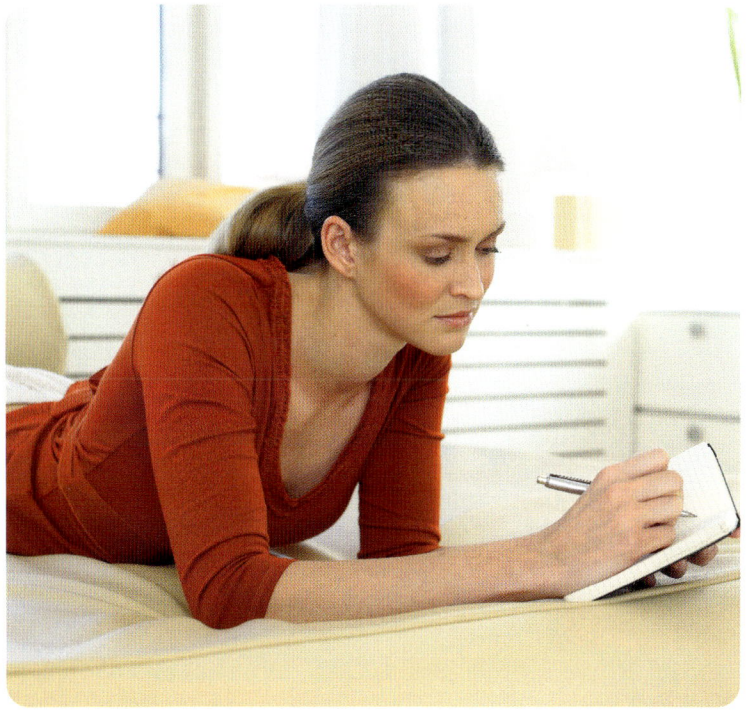

Werden Sie der Mensch, der Sie sein möchten, und gestalten Sie Ihr Leben nach Ihren Wünschen.

Teilen Sie große Ziele in Jahresziele

Nehmen wir an, Sie wollen einen Roman veröffentlichen. Sie haben keine Schreiberfahrung, keine wirkliche Idee und können sich dem Buch nur in den Abendstunden oder an den Wochenenden widmen. Gleichzeitig möchten Sie für sich und Ihre Familie noch genügend Freiraum haben.

Dieses Beispiel zeigt den ersten Schritt: Sie nennen eines Ihrer Ziele, notieren die Gründe für dieses Ziel und fügen die verschiedenen Etappen hinzu, die Sie sich zur Erreichung des Ziels vornehmen.

Beispiel

Mein Ziel: Ich will einen Roman schreiben

Ich will einen bleibenden Wert schaffen.
Ich habe eine Geschichte in mir, die herauswill.
Ich will die Menschen damit unterstützen.
Ich will die eigene Bekanntheit steigern.
Ich will damit Geld verdienen.

Etappen

1. Schreibkurs besuchen, Schreiben trainieren, Ideensammlung, Austausch mit anderen Autoren

2. Storyline, Hauptcharaktere, Kapitelstruktur festlegen

3. Zusammenfassungen der einzelnen Kapitel schreiben, Buchkonzept Verlag anbieten, evtl. Unterstützung suchen

4. Jeden Monat ein Kapitel schreiben, Redigierung des Buches und Veröffentlichung

5. Vermarktung

Mein Ziel:

Ich will …

....

....

....

....

....

Etappen

1. ....

....

2. ....

....

3. ....

....

4. ....

....

5. ....

....

....

....

Nach diesem Beispiel sind Sie jetzt gefragt. Formulieren Sie Ihr persönliches Ziel, Ihre Beweggründe und die einzelnen Etappen.

→ Diesen Fragebogen finden Sie auch als Download unter
www.kaya-veda.de/gluecksbuch

Ihr 12-Monate-Aktionsplan

Sie haben nun Ihr langfristiges Herzensziel in erreichbare Jahresziele unterteilt. Damit haben Sie wieder ein großes und wichtiges Stück des Wegs zurückgelegt. Im nächsten Schritt sollten Sie für Ihre Jahresziele einen 12-Monate-Zeit- und Aktionsplan entwerfen. Je konkreter Sie dabei werden und je detaillierter Sie Ihre großen Ziele in Jahres-, Monats-, Wochen- und Tagesziele einteilen, desto leichter wird Ihnen der Weg fallen.

Besorgen Sie sich einen zusätzlichen Terminplaner

Gerade für den Anfang sollten Sie mit einem Zieltagebuch arbeiten. Kaufen Sie sich einen Terminplaner, der viel Platz für Eintragungen bei den einzelnen Tagen bietet und in den möglichst lose Blätter eingeordnet werden können.

An den Anfang des Planers können Sie Ihren Lebenszielplan, Ihre Jahresziele und Ihren Plan für die nächsten zwölf Monate mit den verschiedenen Teilzielen einlegen (im Beispiel auf den folgenden Seiten sind die drei Teilziele beschrieben). In Ihrem zusätzlichen Terminplaner notieren Sie auf der Ebene der Wochen und Tage Ihre täglichen Schritte und Erfolge zu Ihren Quartalszielen. Am Anfang wird Ihnen diese Vorgehensweise etwas unübersichtlich erscheinen. Mit etwas Übung aber werden Sie diesen Vorgang verinnerlichen, sodass Sie nur noch wöchentlich, monatlich, schließlich vierteljährlich zu überprüfen brauchen, ob Sie noch auf dem richtigen Weg sind.

Zu Beginn ist das Einteilen in Wochen- und Tagesziele sehr wichtig. Sie umgehen so die Gefahr, dass Sie sich in den täglichen Pflichten verzetteln und Ihre großen Pläne aus den Augen verlieren. Schon 15 Minuten täglich bringen Sie einem großen Ziel sehr viel näher. Zudem sammeln Sie auf diese Weise lauter kleine Erfolgserlebnisse, die Ihr Selbstbewusstsein stärken können und Ihnen weitere Motivation geben. Sie werden sich wundern, was und wie viel Sie erreichen können, wenn Sie nur einen kleinen Teil Ihres Tages Ihrem Ziel widmen.

Arbeiten Sie mit einem Zieltagebuch und einem zusätzlichen Terminplaner, um die einzelnen Etappen auf dem Weg zu Ihrem Herzensziel so konkret wie möglich zu formulieren.

Beispiel

Mein Ziel: Ich will einen Roman schreiben

Mein Ziel für 12 Monate:

Schreiben lernen; Ideensammlung anlegen

Datum / Beginn:	**Datum / Teilziele:**
1.11.2010	bis 1.3.2011
	Teilziel 1
	Anmeldung Schreibseminar,
	Ideenbuch anlegen
	bis 1.7.2011
	Teilziel 2
	Schreibseminar abschließen,
	Schreiben üben
	bis 1.11.2011
	Teilziel 3
	Netzwerk zu anderen Autoren
	aufbauen, Ideensammlung,
	Schreiben üben

Das Beispiel zeigt zunächst Ihr Jahresziel sowie drei verschiedene Teilziele. Obendrein bewerten Sie auf der Skala von 1 bis 10, wo Sie aktuell stehen und wo Sie stehen wollen, nachdem Sie die drei Teilziele erreicht haben.

Markieren Sie in dieser Skala, wo Sie jetzt stehen und wo sie zu den Terminen der Teilziele stehen wollen.

(1 = wenig / 10 = viel)

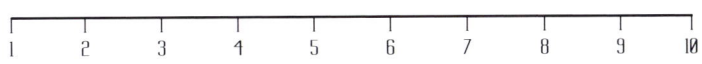

→ Dieses Formular finden Sie blanko zum Ausfüllen als
   Download unter www.kaya-veda.de/gluecksbuch

Beispiel

Mein Ziel: Ich will einen Roman schreiben

Teilziel 1: Anmeldung Schreibseminar, Ideenbuch anlegen

Notieren Sie hier Ideen, wie Sie die Teilziele erreichen wollen sowie möglichst ausführlich, was Sie jeden Tag dafür tun könnten:

Datum / Beginn:	Datum / Teilziele:
1.11.2010	bis 1.3.2011

Recherche im Internet

Nachfragen im Bekanntenkreis

Gezielt Zeitung nach kuriosen Geschichten absuchen und merken

Schönes Buch für Ideen kaufen

Wieder geht es um das Beispiel: Sie wollen einen Roman schrei-ben. Hier notieren Sie nun das erste Ihrer drei Teilziele auf dem Weg zu Ihrem Jahresziel und erläutern ausführlich, wie Sie es erreichen möchten.

| 1 | 2 | 3 | 4 | 5 | 6 | 7 | 8 | 9 | 10 |

→ Die Formulare der Seiten 120–122 finden Sie blanko zum Aus-füllen als Download unter www.kaya-veda.de/gluecksbuch

Beispiel

Mein Ziel: Ich will einen Roman schreiben

Teilziel 2: Schreibseminar abschließen, Schreiben üben

Notieren Sie hier Ideen, wie Sie die Teilziele erreichen wollen sowie möglichst ausführlich, was Sie jeden Tag dafür tun könnten:

Datum / Beginn:

Datum / Teilziele:

bis 1.7.2011

Neben dem Schreibseminar jeden Tag 15 Minuten schreiben

Kreativtätstechniken üben

Ideensammlung

Wir bleiben bei dem Beispiel: Sie wollen einen Roman schreiben. Für die nächsten vier Monate haben Sie sich diese Teilschritte vorgenommen.

1	2	3	4	5	6	7	8	9	10

Beispiel

Mein Ziel: Ich will einen Roman schreiben

Teilziel 3: Netzwerk zu anderen Autoren aufbauen, Ideensammlung, Schreiben üben

Notieren Sie hier Ideen, wie Sie die Teilziele erreichen wollen sowie möglichst ausführlich, was Sie jeden Tag dafür tun könnten:

Datum / Beginn: **Datum / Teilziele:**

bis 1.11.2011

Online-Netzwerke von Autoren
Ausfindig machen und beitreten

Mit Leuten treffen zum Erfahrungs-
austausch (auch wegen Verlag)

Jeden zweiten Tag 30 Minuten
Schreiben üben

Dieses Beispiel zeigt das dritte Teilziel mit den verschiedenen Unterpunkten auf dem Weg zu Ihrem Jahresziel.

| 1 | 2 | 3 | 4 | 5 | 6 | 7 | 8 | 9 | 10 |

Teilziele für jeden Tag und jede Woche

Setzen Sie sich für jede Woche ein Teilziel, und halten Sie schriftlich fest, was Sie täglich für die Erreichung dieses Wochenziels tun wollen. Machen Sie eine Prioritätenaufstellung, die Ihrem Tag Struktur und Halt gibt.

Nach Lebensziel, Jahresziel und Viermonatszielen notieren Sie sich nun Teilziele für jede Woche und jeden Tag.

Mehr Zeit durch gute Planung

Möglicherweise hört sich dieses Listenführen für Sie nach viel Arbeit und nach Unfreiheit an. Anfangs müssen Sie tatsächlich für diese Art von rationalem Zeitmanagement etwas Zeit investieren. Sie werden aber sehr schnell feststellen, dass Sie durch die Planung in Wirklichkeit *mehr* Zeit und Energie zur Verfügung haben und tatsächlich *mehr* erreichen.

Das ungute Gefühl, am Ende des Tages zwar viel getan, aber die wirklich wichtigen Dinge versäumt zu haben, kennen die meisten Menschen. Mit Tages- und Wochenzielen, die zu größeren Jahreszielen führen, erledigen Sie das wirklich Wichtige immer zuerst und schaffen nebenher auch noch jede Menge des täglichen Kleinkrams.

Nehmen Sie sich nicht zu viel vor, um sich nicht zu überfordern

Gerade bei der Tagesplanung neigen viele Menschen dazu, sich zu viel vorzunehmen und sich damit heillos zu überfordern. Versuchen Sie realistisch einzuschätzen, wie viel Zeit Ihnen neben Beruf, Familie, Sport und allen anderen Verpflichtungen und Aktivitäten an jedem Tag zur Verfügung steht.

Überprüfen Sie auch, wo Sie Synergien nutzen können. Wenn Sie beispielsweise eine Fremdsprache lernen wollen, können Sie möglicherweise ein tägliches Lernpensum auf der Autofahrt zur Arbeit absolvieren. Planen Sie außerdem für jeden Tag genügend Zeit zur Entspannung ein.

Mein Ziel für jede Woche

....

Datum / Beginn: **Datum / Teilziele:**

....
....
....
....
....
....
....
....
....
....
....
....
....
....
....

➜ **Dieses Formular finden Sie auch als Download unter**
    www.kaya-veda.de/gluecksbuch

Die Macht der Sinne nutzen

Sicher haben Sie auch schon mal ein Kind beobachtet, das unbedingt etwas haben will. Dann wissen Sie, wie schwer es ist, Kinder von einem Wunsch wieder abzubringen. Ein Kind will etwas mit all seinen Sinnen. Wenn es sich ein Fahrrad wünscht, sieht es sich schon mit Besitzerstolz durch die Nachbarschaft fahren, träumt es von Schokolade, dann spürt es den Geschmack auf der Zunge und zerknüllt im Geist die bunte Verpackung.

Mit zunehmendem Alter können wir unsere Sinne immer besser kontrollieren – trotzdem bleibt aber ihre Macht auf das Unterbewusstsein vorhanden. Dies machen sich auch die meisten Werbespots zunutze: Sie versuchen, mit Bildern unsere Sinne anzusprechen, die positive Emotionen und Assoziationen wecken sollen.

Visualisieren Sie Ihr Ziel

Machen Sie bei Ihrem Unterbewusstsein Werbung für Ihr Ziel. Eine wirkungsvolle Hilfe sind Zielfotos: Sie suchen sich ein Foto oder Bild aus – etwa aus einer Illustrierten –, das Ihr Ziel oder Ihre Gefühl beim Erreichen des Ziels visualisiert. Dieses kleben Sie in Ihren Zielplan und betrachten es immer wieder, morgens, wenn Sie aufstehen, und abends, bevor Sie zu Bett gehen. Das Ziel brennt sich so immer stärker in Ihr Unterbewusstsein.

Sie können auch ein Bild von Ihrem Ziel malen. Wie leicht oder schwer Ihnen diese Aufgabe fällt, gibt Ihnen ein Hinweis darauf, wie sehr Sie hinter ihrem Ziel stehen und ob Sie sich noch stärker motivieren müssen. Es ist dabei vollkommen unbedeutend, ob Sie gut oder schlecht malen.

Wir Menschen sehen nicht nur – wir tasten, riechen, schmecken oder hören. Jeder Mensch ist anders. Der eine nimmt seine Umwelt vor allem über die Augen, der andere über Ohren oder Nase auf. Wir alle haben daher auch eine ganz individuelle, selektive Wahrnehmung der Wirklichkeit.

Nutzen Sie die Kraft von Visualisierungen. Bilder oder Fotos von Ihrem Ziel werden Ihnen helfen, motiviert zu bleiben und Ihr Ziel nicht aus den Augen zu verlieren.

Der ayurvedische Gedanke

Egal, was Sie gerade tun: Versuchen Sie sich immer wieder in den Moment zurückzuholen. Wenn Sie spazieren gehen, nehmen Sie bewusst jedes Detail der Umgebung wahr. Wie sehen die Blätter der Bäume aus, was geht auf dem Waldboden vor sich? Welche Geräusche sind zu hören, und welche Gerüche können Sie wahrnehmen und zuordnen? Wie könnte dieser Tag, dieser Moment schmecken?

Eine gute Konzentrationsfähigkeit ist einer der wichtigsten Schlüssel für ein nach Ihren Wünschen gestaltetes Leben. Auch um Ihre Sinne zu schärfen, benötigen Sie die Fähigkeit, sich auf die entscheidenden Dinge zu konzentrieren.

Stellen Sie sich vor, Sie kümmern sich um eine Pflanze, gießen sie, stellen sie an einen Platz, der ihr gefällt, zupfen regelmäßig abgestorbene Blätter ab und tun auch sonst alles, damit sich die Pflanze wohlfühlt. Sie wird es Ihnen mit ihrem Wachstum danken.

Genauso verhält es sich mit Ihren Eigenschaften, Fähigkeiten und Zielen – das, worauf Sie Ihre ganze Aufmerksamkeit richten, wird wachsen und gedeihen. Sie sollten also wirklich *jede* Möglichkeit wahrnehmen, Ihre Konzentrationsfähigkeit zu schulen, zum Beispiel mit Yoga, Meditation oder anderen fernöstlichen Entspannungstechniken.

> Eine gute Übung ist es, alle Eigenschaften und Assoziationen, die Sie mit Ihrem Ziel verknüpfen, zu notieren.

Mit allen Sinnen zum Herzensziel

Binden Sie Ihre Sinne und Gefühle in die Zielerreichung mit ein. Welches Bild, welche Farben, welcher Geruch, welche Töne, welche Bewegung symbolisiert Ihr Ziel? Strahlt Ihr Zielfoto für Sie Wärme aus? Leichtigkeit? Sind es tiefe Töne, die für Ihr Ziel stehen, oder eher hohe? Sehen Sie sich laut jubelnd oder in ruhiger Zufriedenheit, nachdem Sie Ihr Ziel erreicht haben? Welche Details sind Ihnen wichtig?

Je häufiger Sie sich Bilder, Töne, Gerüche, Geschmack oder Bewegungen, die Sie mit Ihrem Ziel verbinden, vergegenwärtigen, desto tiefer dringt dies in Ihr Unterbewusstsein und wird zu einer tiefen, neuen Programmierung. Außerdem schulen Sie damit Ihre sinnliche Wahrnehmungsgabe und Ihre Fähigkeit zur Selbstreflexion.

Geben und Nehmen

Jeder von uns ist Teil des Universums und Teil einer Gemeinschaft. Was Sie tun oder nicht tun, wirkt sich immer auch auf Ihre Umgebung aus. Gemäß den vedischen Prinzipien sind solche Ziele auszuschließen, die sich negativ auf Ihre Mitmenschen, Ihre Familie, Freunde und andere Lebewesen auswirken und zu einseitig auf einen Lebensbereich ausgerichtet sind.

Genauso wichtig ist es aber, nach Synergien, positiven Verstärkern und Helfern Ausschau zu halten. Es wird Ziele und Projekte geben, die Sie gar nicht alleine erreichen können oder bei denen Sie mit Unterstützung von außen sehr viel besser und leichter vorwärtskommen. Sprechen Sie also mit Ihrem Umfeld über Ihre Ziele, fragen Sie um Rat, und bitten Sie Fachleute um Empfehlungen. Die meisten Menschen fühlen sich geehrt und helfen gerne weiter.

Der ayurvedische Gedanke

Natürlich sollten Sie die Unterstützung nicht nur annehmen sondern auch anbieten. Säen Sie, bevor Sie ernten. In der vedischen Weltsicht passiert nichts einfach so, Zufall existiert nicht. Alles hat seinen Grund und seine Vorgeschichte. Karma ist das Gesetz von Ursache und Wirkung. Jede unserer Handlungen bewirkt etwas und hat ein Resultat zur Folge.

Achten Sie bei der Wahl Ihrer Ziele darauf, dass diese keinem Wesen Schaden zufügen.

Ursache und Wirkung

Mit unserem geistigen Potenzial verhält es sich letztlich nicht anders als mit der Aussaat eines Bauern. Wenn er seinen wertvollen Samen aus Angst, ihn zu verlieren, hortet, wird er ihn verlieren. Der Samen verrottet bei zu langer Lagerung. Sät er ihn aber in fruchtbarem Boden aus, wird er ihn um ein Vielfaches zurückbekommen. Wer sich entfalten und in seinem Leben weiterentwickeln möchte, der muss mit seinen Fähigkeiten und Ressourcen nach außen gehen und andere davon profitieren lassen.

Sattwisches Geben

Je mehr wir geben, desto mehr bekommen wir zurück. Damit ist uneigennütziges Geben gemeint, das nicht auf eine Gegenleistung ausgerichtet oder mit anderen Hintergedanken verbunden ist; freies, aufrichtiges Geben, ohne das Gefühl, etwas zu verlieren oder sich zu benachteiligen. Es liegt auf der Hand, dass diese Art »sattwisches Geben« ein gutes Gefühl zu sich selbst und zur Umwelt voraussetzt. Nur wer gut zu sich selbst ist, sich Energie und Freude gönnt, wird dies auch anderen gönnen können.

Loslaufen

Sie haben jetzt alle wichtigen Vorbereitungen geleistet und sind Ihrem Ziel bereits ein sehr großes Stück nähergekommen. Nach allem nötigen Ordnen, Planen und Strukturieren ist es nun an der Zeit loszulaufen. Tatsächlich wird dieser Punkt gerne vergessen.

Sie wissen jetzt, was zu tun ist – das ist der entscheidende Unterschied. Sie kennen die vielen kleinen Schritte, die Sie jeden Tag, jede Woche tun können, um Ihr Ziel zu erreichen. Dies gibt Ihnen Sicherheit und bewahrt Sie vor der Gefahr der Verzettelung.

»Mut und Handlung« auf einen Blick:

- **Überprüfen Sie Ihre Ziele unter verschiedenen Gesichtspunkten.**

- **Teilen Sie große Ziele in Jahres- , Quartals- , Monats-, Wochen- und Tagesziele.**

- **Erfassen Sie Ihr Ziel mit allen Sinnen.**

- **Schulen Sie Ihre Konzentrationsfähigkeit.**

- **Unterstützen Sie andere Menschen, und nehmen Sie selbst Hilfe in Anspruch.**

- **Laufen Sie los: Sie können nur gewinnen!**

Übung: Stellen Sie sich vor, Sie hätten es schon geschafft

Dauer: etwa 10 Minuten

● Legen Sie sich bequem auf den Rücken, oder setzen Sie sich mit aufgerichteter Wirbelsäule im Schneidersitz auf ein Kissen.

● Atmen Sie ruhig durch die Nase und tief in den Bauch, und versuchen Sie, Alltagsgedanken abzustreifen.

● Konzentrieren Sie sich auf Ihr Ziel. Stellen Sie sich möglichst detailliert vor, wie Sie einzelne Etappen absolvieren und schließlich das Ziel erreichen. Nehmen Sie genau wahr, wie gut Sie sich fühlen, und atmen Sie dabei tief weiter. Sehen Sie das Lächeln auf Ihrem Gesicht, spüren Sie das Schulterklopfen Ihrer Freunde, schnuppern Sie, wie der Erfolg riecht, erfinden Sie eine Bewegung, die Ihren Erfolg symbolisiert, und empfinden Sie die helle Leichtigkeit des Ankommens und die abfallende Anspannung.

● Versuchen Sie, alle positiven Assoziationen, die mit dem Ziel verbindbar sind, zu finden. Malen Sie so ein immer konkreteres, bunteres, lebendigeres inneres Bild von Ihrem Ziel.

Achten Sie darauf, dass zwischen Wunsch, Zieldefinierung, Planung und Handlungsbeginn nicht zu viel Zeit verstreicht. Sie bringen sich sonst um den Enthusiasmus und den Schwung des Anfangs. Mit jedem Tag, den Sie vergehen lassen, ohne etwas zu tun, sammeln sich kleine Frustrationserlebnisse in Ihnen an, die Sie lähmen und die Sie deshalb unbedingt vermeiden sollten. Laufen Sie deshalb am besten sofort los! Werden Sie der Mensch, der Sie sein möchten, und gestalten Sie Ihr Leben nach Ihren Wünschen.

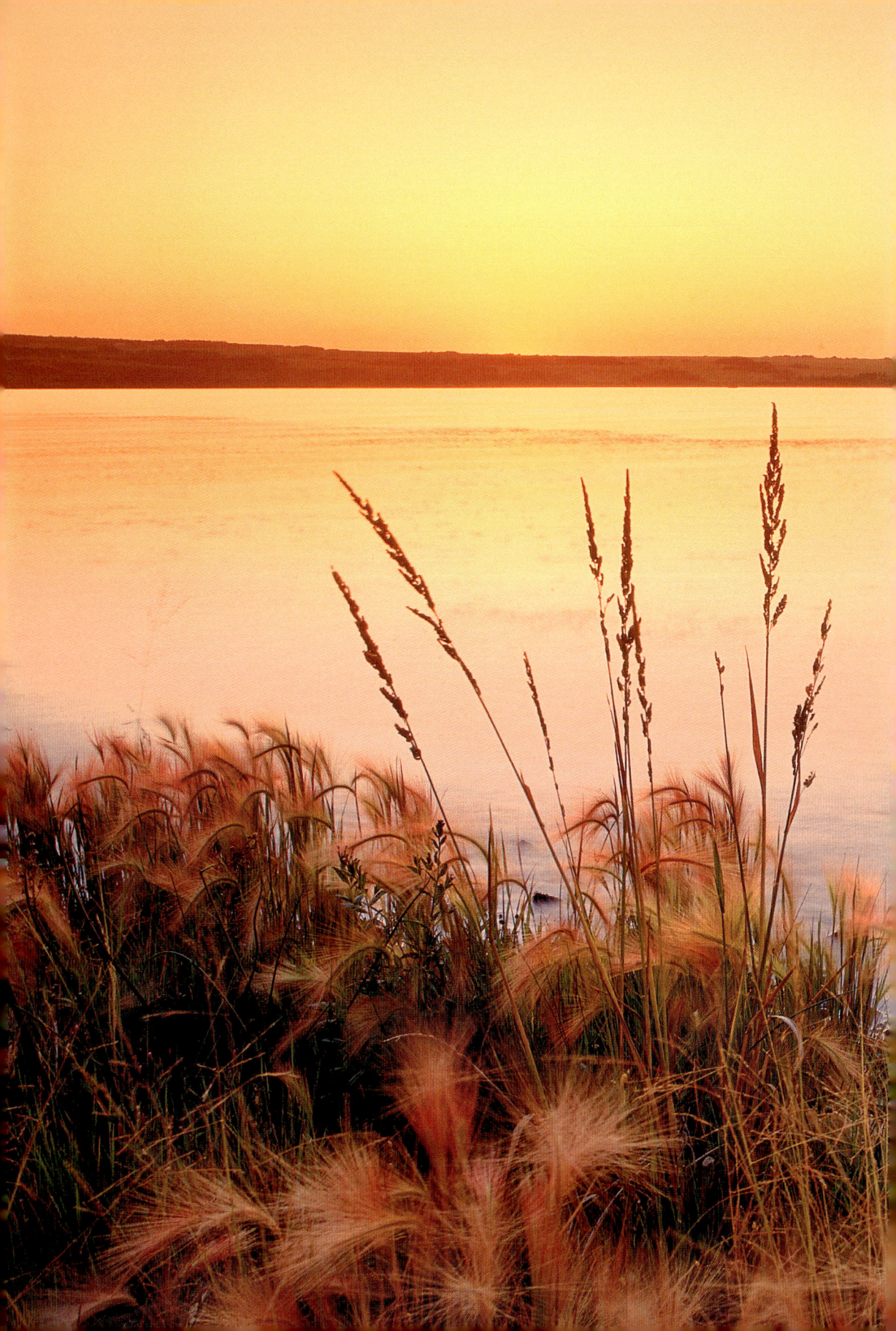

Wille und Energie

Mit Freude ans Ziel

>Ich schlief und träumte, das Leben wäre Freude.
Ich erwachte und sah, das Leben war Pflicht.
Ich handelte, und siehe, die Pflicht war Freude.«

Rabindranath Tagore

Motivation

Sie sind losgelaufen, herzlichen Glückwunsch! Seien Sie stolz auf sich. Jetzt ist es nicht mehr weit bis zum Erreichen Ihres Ziels. Die wichtigsten Schritte in Ihrem Kopf und in Ihrem Herzen haben Sie schon getan. In diesem Kapitel erfahren Sie, wie Sie durchhalten. Auf den folgenden Seiten finden Sie Tipps, wie Sie Ihren Willen stärken und Ihre Motivation bis zum Schluss hochhalten.

Viele Menschen gehen mit zusammengebissenen Zähnen den Weg zu ihrem Ziel. Sie kasteien sich und setzen sich stark unter Druck – mit einer solchen Haltung kommt man nur mit großer Anstrengung ans Ziel, und die Gefahr ist groß, dass mittendrin Lust und Motivation abhanden kommen.

Der ayurvedische Gedanke

Wenn Sie sich an die vedischen Prinzipien halten, wird Ihnen schon der Weg zum Ziel Freude bereiten. Sie sollten die wertvolle Lebenszeit, die Sie für die Umsetzung Ihrer Pläne verwenden, schließlich auch genießen können. Bereits in der Vorbereitung war es deswegen wichtig, dass Ihre wichtigen Lebensbereiche in der Balance bleiben und sich kein energetisches Ungleichgewicht einstellt.

Sie allein gestalten Ihr Leben. Ihr Wille und Ihre Einstellung sind es, die Sie zu Ihrem Ziel führen.

Die Selbstverantwortung

Sie haben außerdem die Grundlage der vedischen Weisheit kennengelernt und ihr wichtigstes Prinzip: die Selbstverantwortung. Ihr Leben wird von niemand anderem als von Ihnen selbst gestaltet, und Sie setzen damit an den Punkten an, die Sie selbst ändern können.

Damit haben Sie eine weitere mögliche Stolperfalle auf dem Weg zu Ihrem Ziel ausgeschlossen. Negativer, krank machender Dauerstress entsteht dort, wo Menschen das Gefühl haben, dass sie die Dinge nicht unter Kontrolle haben. Das Leben selbst in die Hand zu nehmen, geht dagegen mit Glück und Zufriedenheit einher.

Sie müssen nicht — Sie wollen

Natürlich soll dies nicht heißen, dass Sie sich nicht anzustrengen brauchen. Die Schritte, die Sie sich vorgenommen haben, wollen nun gegangen werden, und das fällt Ihnen wahrscheinlich nicht immer leicht. Wenn Sie sich als Teilziel gesetzt haben, am Ende des Jahres zehn Kilo weniger zu wiegen, werden Sie Verzicht üben müssen — auch wenn Sie überhaupt keine Lust dazu haben. Zum geplanten Dauerlauf alle drei Tage sollten Sie antreten, auch wenn es draußen regnet oder die Lieblingsserie im Fernsehen läuft.

In diesem Zusammenhang fällt häufig der Begriff Selbstdisziplin, mit dem man automatisch die Vorstellung des sich Überwindens und Müssens verbindet. Vermeiden Sie ihn. Ihr Wille und Ihre Einstellung sind viel entscheidender.

Wenn Sie wirklich zu 100 Prozent von Ihrem Ziel überzeugt sind — und das sollten Sie jetzt auch wirklich sein —, dann werden Sie den Verzicht gerne in Kauf nehmen, die täglichen Trainingseinheiten mit Freude tun, denn Sie wissen, dass Sie dies nicht tun müssen, sondern *wollen*!

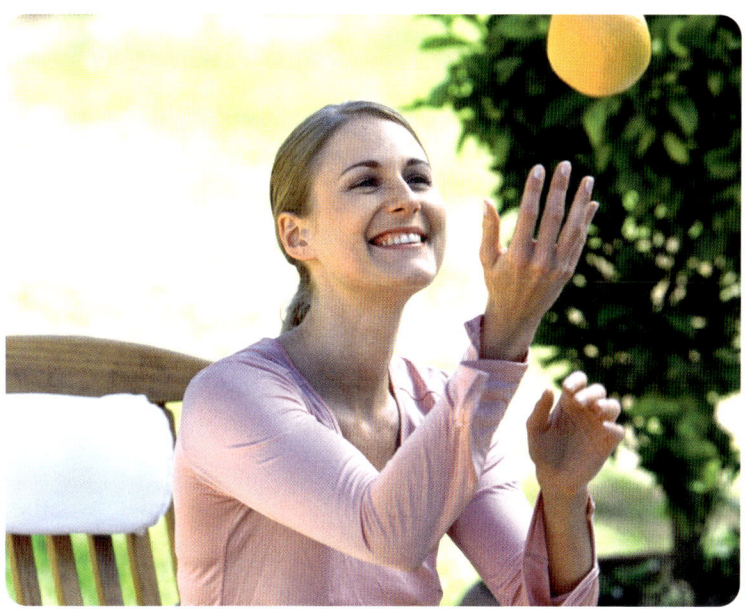

Indem Sie sich bewusst machen, dass Sie selbst sich für Ihr Herzensziel entschieden haben, kommen Sie mit einem Lächeln ins Ziel.

Sie selbst haben sich dafür entschieden, Ihr Ziel zu erreichen. In diesem Gedanken liegt eine ungeheure Kraft, Sie sollten ihn sich deshalb immer wieder klarmachen. Es ist *Ihr* Leben, *Ihr* Drehbuch, *Ihr* Weg dorthin. So kommen Sie nicht mit zusammengebissenen Zähnen, sondern mit einem Lächeln ins Ziel.

Für Ihr Ziel gibt es viele gute Gründe

Wenn es Ihnen noch einmal schwerfällt, sich zu motivieren, nutzen Sie Ihre Vorstellungskraft. Wenn Sie ein Zielbild erstellt haben, dann schauen Sie sich dieses immer wieder an, und lassen Sie es Ihre Fantasie anregen. Stellen Sie sich mit allen Sinnen vor, wie es sein wird, wenn Sie Ihr Ziel erreicht haben werden. Fühlen Sie den Stolz und die Freude, und malen Sie sich darüber hinaus die anschließende Feier aus.

Führen Sie sich auch immer wieder vor Augen, *warum* Sie Ihr Ziel erreichen wollen. Es hat der Überprüfung unter den verschiedensten Aspekten standgehalten, Sie haben also gute Gründe dafür. Machen Sie sich diese immer wieder bewusst.

Um sich stets neu zu motivieren, sollten Sie sich immer wieder vor Augen halten, warum Sie Ihr Ziel erreichen wollen, und sich vorstellen, wie es sein wird, wenn Sie es erreicht haben.

Erfolge kontrollieren und Etappenziele feiern

Gerade zu Beginn Ihres Wegs sollten Sie Ihre Erfolge täglich, später – wenn Sie etwas Übung haben – wöchentlich kontrollieren. Machen Sie sich am besten für Ihren Tagesablauf einen Plan (siehe Seite 135), und vergeben Sie für Ihre Aufgaben verschiedene Farben – je nach Dringlichkeit.

Am besten legen Sie sich bereits am Abend die Agenda für den nächsten Tag zurecht. So nutzen Sie während der Nacht die Kraft des Unterbewusstseins.

Mit Tagesplanungen stellen Sie zudem frühzeitig fest, wenn Sie sich vom Weg entfernen, und können schnell korrigierend eingreifen. Und noch viel wichtiger: Sie schaffen sich für jeden Tag ein Erfolgserlebnis.

Tagesplan am

Aufgaben	Priorität	Zeitplanung	erledigt
	sehr wichtig		
	wichtig		
	verschiebbar		

➜ **Dieses Formular finden Sie auch als Download unter www.kaya-veda.de/gluecksbuch**

Kleine Erfolgserlebnisse halten die Motivation hoch

Mit jedem dieser kleinen Momente – »Ich habe es geschafft!« – stärken Sie Ihr Selbstbewusstsein und Ihren Glauben an sich selbst. Dadurch verhindern Sie, dass der Elan des Anfangs verpufft. Schreiben Sie am besten jeden kleinen Sieg auf, und erstellen Sie so eine Chronik Ihres Erfolgs, die Sie täglich aus Neue motiviert.

Ein Muster für Ihre Tagesplanung finden Sie auf der Seite 135. Darüber hinaus können Sie für Ihre Aufgaben noch weitere Prioritäten vergeben. Achten Sie aber darauf, dass die Planung nicht zu kompliziert wird. Die To-do-Liste sollte einfach und übersichtlich gehalten sein.

Sie können sich auch pro Tag ein motivierendes Motto überlegen, das Sie auf dem Plan notieren. Achten Sie vor allem darauf, dass Sie sich nicht zu viel vornehmen.

Das Umfeld einbinden

Binden Sie auch Ihr Umfeld in die Erfolgskontrollen mit ein. Gerade wenn Ihr Vertrauen zu sich selbst noch etwas fragil ist, neigen Sie vielleicht dazu, die vielen kleinen Dinge, die Ihnen gelingen, gar nicht wahrzunehmen.

Um motiviert zu bleiben, feiern und genießen Sie Ihre Etappenziele wie große Erfolge.

Bitten Sie deshalb enge Vertraute um ihre ehrliche Meinung. Insbesondere wenn Sie mit lange antrainierten Gewohnheiten brechen wollen, ist Feedback von außen sehr hilfreich. Häufig nehmen andere schneller wahr, wenn Sie im Begriff sind, in alte Fahrwasser zurückzukehren, die Sie eigentlich meiden wollten.

Sich belohnen

Belohnen Sie sich für das Erreichen jedes Ihrer Etappenziele. Zelebrieren Sie die kleinen Siege wie große Erfolge.

Wenn Sie etwa aufhören wollen zu rauchen, ist es sehr wichtig, dass Sie den Verzicht, den Sie anfangs möglicherweise empfinden, ausgleichen. Stellen Sie die innere Balance wieder her, indem Sie sich etwas gönnen, das Ihnen wirklich Freude bereitet. Sammeln Sie das

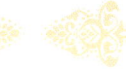

Geld, das Sie sich für jede Schachtel Zigaretten sparen, und kaufen Sie sich am Ende des Monats ein schönes Kleid oder investieren Sie in eine entspannende, ayurvedische Massage. Ihr Unterbewusstsein wird sich all diese guten Dinge merken. So wird letztlich aus dem scheinbaren Verzicht ein Gewinn.

Seien Sie gut zu sich

Um Ihr Ziel zu erreichen und um ein zufriedenes, ausgeglichenes Leben zu führen, benötigen Sie Energie. Es ist deshalb sehr wichtig, dass Sie regelmäßige Erholungsphasen einbauen und Ihre Reserven wieder auffüllen. Stress ist vollkommen in Ordnung und kann Sie in Phasen zu Höchstleistungen antreiben. Andauernder Stress aber macht krank und ist ein Energievernichter.

Andauernder Stress macht krank – sorgen Sie auch für Erholungsphasen.

Seien Sie deshalb gut zu sich, sorgen Sie für einen Ausgleich, und nehmen Sie sich Zeit für sich. Mit einer Sportart, die Ihrem Dosha entspricht, können Sie erhöhten Druck abbauen. Planen Sie Entspannungsübungen fest in Ihren Tagesablauf ein, und schaffen Sie sich so Rituale, bei denen nur Sie selbst, Ihre körperliche und seelische Gesundheit im Mittelpunkt stehen.

Sie könnten beispielsweise jeden Tag mit einer zehnminütigen Atemmeditation beginnen oder abschließen. Oder Sie machen einen Spaziergang in der Natur.

Asanas für einen freien Energiefluss

Die Veden empfehlen verschiedene Yogaübungen – Asanas –, mit denen Blockaden abgebaut werden. So wird den Energien ein freier Fluss durch den Körper ermöglicht. Die Asanas wirken gleichermaßen auf Körper, Geist und Seele.

Sehr wichtig ist, dass die Übungen korrekt ausgeführt werden. Deshalb sollten Sie Yoga bei einem ausgebildeten Yogalehrer erlernen, wie es ihn in jeder Stadt gibt. Wählen Sie die Methode, bei der Sie am besten abschalten können und die Ihnen persönlich am meisten Energie gibt.

Der Sonnengruß

Mit der nachfolgenden Übung, dem Sonnengruß – einer Übung aus dem Yoga – vitalisieren Sie Ihre Lebensenergien. Achten Sie darauf, durch die Nase einzuatmen. Zunächst geht es darum, dass Sie die einzelnen Positionen wirklich korrekt ausführen. Mit zunehmender Routine sollten die zwölf Bewegungsabläufe ineinander überfließen. Besonders wichtig ist dabei der Atemrhythmus. Wenn Sie anfangs zwischenatmen müssen, ist das völlig in Ordnung. Führen Sie den Sonnengruß im Wechsel zwischen rechter und linker Seite aus. Beginnen Sie immer rechts.

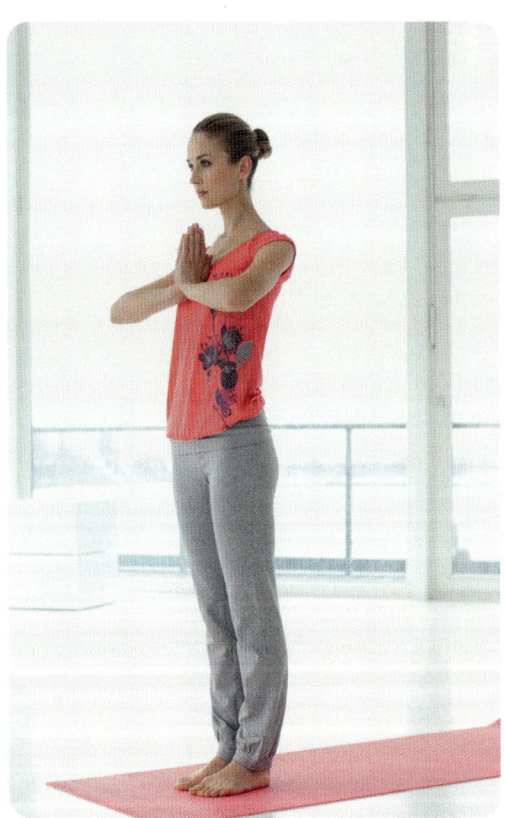

1. Position: Der Sonnengruß beginnt im Stand mit vor der Brust zusammengeführten Händen.

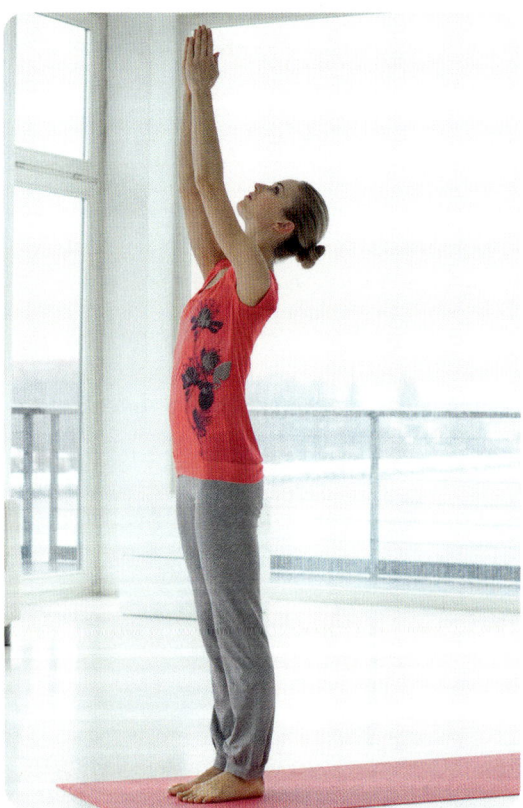

2. Position: Beide Hände werden nach oben gehoben, der Blick ist ebenfalls nach oben gerichtet.

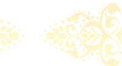

1. Position

Der Sonnengruß beginnt im Stand, mit gerader Wirbelsäule. Die Füße stehen hüftbreit nebeneinander. Achten Sie darauf, dass genügend Platz hinter Ihnen ist. Führen Sie jetzt die Handflächen vor der Brust in der Gebetshaltung zusammen. Atmen Sie einige Male tief ein und aus.

2. Position

Heben Sie beide Arme zur Decke, und atmen Sie dabei durch die Nase ein. Gehen Sie leicht in die Rückbeuge, ohne ins Hohlkreuz zu fallen. Schauen Sie nach oben.

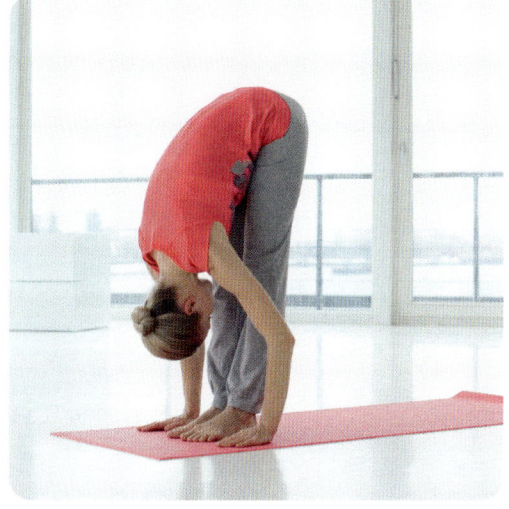

3. Position: Vorgebeugt legen Sie die Hände neben Ihre Füße. Im Idealfall berührt Ihr Gesicht die Knie.

3. Position

Beim Ausatmen beugen Sie sich mit geradem Rücken nach vorne. Legen Sie Ihre Hände neben Ihre Füße auf den Boden, und versuchen Sie, Ihren Kopf bei gestreckten Beinen zu

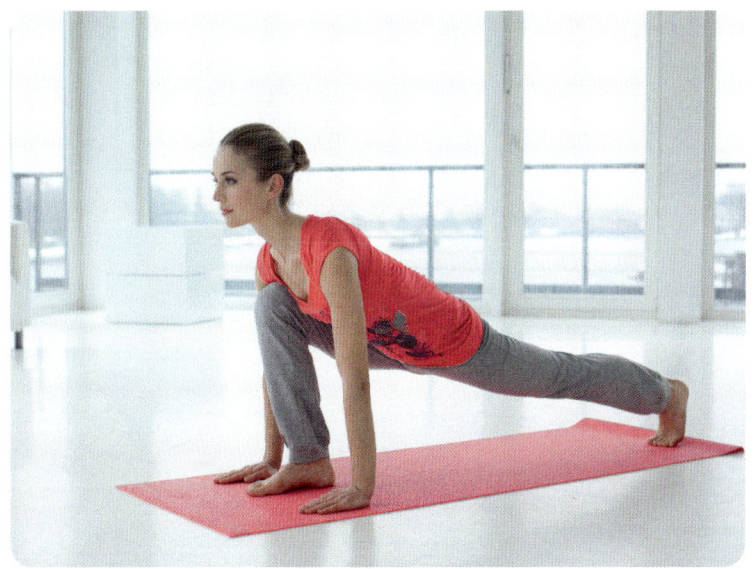

4. Position: Die dargestellte Position entspricht der 9. Position. Bei der Position 4 ist zunächst das rechte Bein hinten.

den Knien zu bringen. Wenn das nicht möglich ist, geben Sie in den Knien leicht nach. Mit der Zeit werden Sie elastischer werden.

4. Position

Beim nächsten Einatmen ziehen Sie das rechte Bein in einem großen Ausfallschritt nach hinten und stützen es mit den Zehen und dem Knie. Arme und linkes Bein bleiben in der Position. Der Blick ist nach oben gerichtet.

5. Position

Ziehen Sie nun das linke Bein beim Ausatmen nach, und schieben Sie Ihr Becken nach oben. Arme und Beine sind gestreckt, Fersen und Hände stemmen fest im Boden. Der Nacken sollte entspannt sein.

6. Position

Halten Sie nun den Atem kurz an, und senken Sie den Körper. Während das Becken oben bleibt, berühren Sie nacheinander mit Knien, Brust und Kinn den Boden. Die Ellenbogen sind nah am Körper.

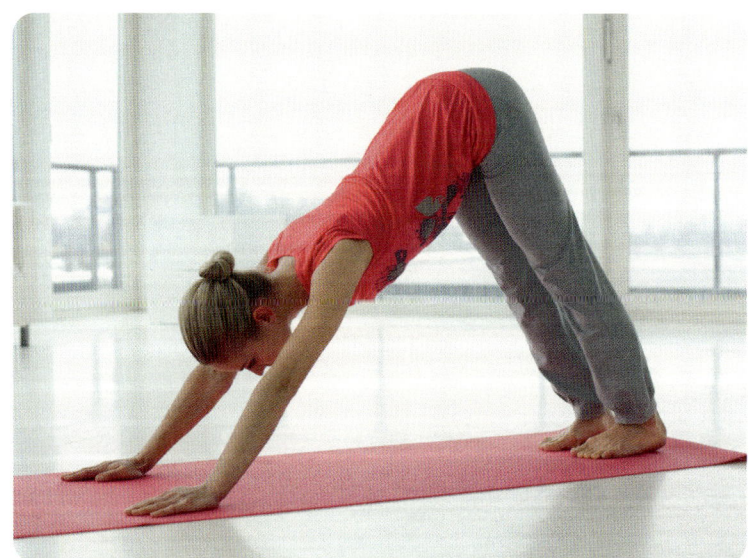

5. Position: Fersen und Hände liegen fest auf dem Boden, der Nacken bleibt entspannt.

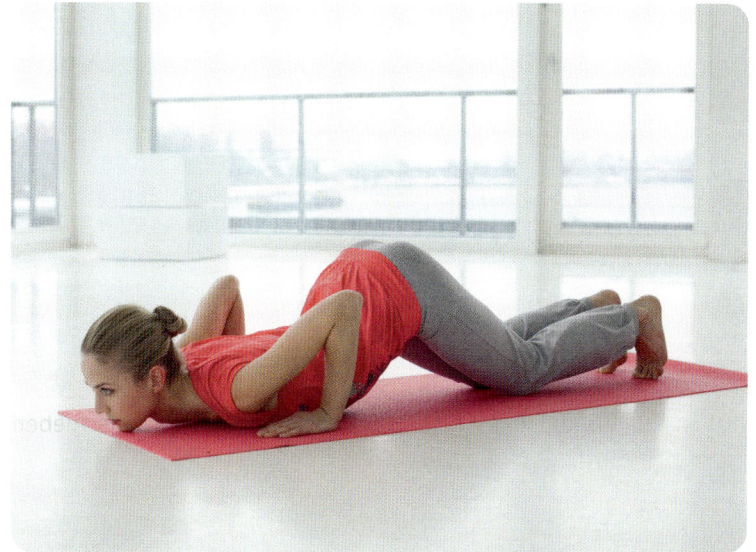

*6. Position: In einer flie-
ßenden Bewegung
berühren Knie, Brust
und Kinn den Boden.*

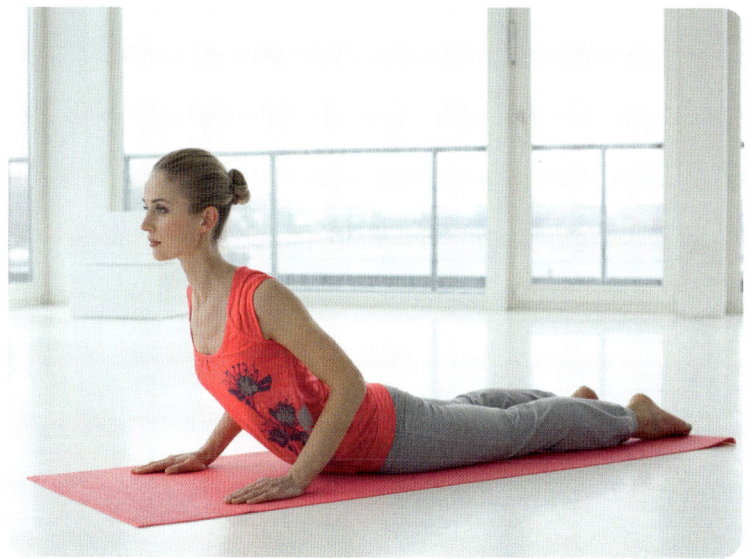

*7. Position: Der Kopf
liegt im Nacken, die
Schultern bleiben
unten.*

7. Position

Drücken Sie nun Ihren Oberkörper mit den Händen nach oben,
legen Sie den Kopf in den Nacken, und atmen Sie tief ein. Achten
Sie darauf, dass sich der Brustkorb öffnet und die Schultern nicht zu
den Ohren gezogen werden.

8. Position

Drücken Sie nun mit Ihren Händen und Füßen wieder in die 5. Position zurück (sehen Sie dazu die Abbildung auf Seite 140). Atmen Sie dabei aus, und spüren Sie die intensive Dehnung Ihres Körpers.

9. Position

Atmen Sie ein, und machen Sie mit dem rechten Fuß einen großen Ausfallschritt nach vorne. Legen Sie das linke Knie ab, und stützen Sie das Bein mit den Zehen. Die Haltung entspricht der 4. Position, nur ist nun das linke Bein hinten (wie auf der Abbildung auf Seite 139, sie zeigt die 9. Position).

10. Position

Beim Ausatmen führen Sie den linken Fuß neben den rechten und kommen wieder in die gestreckte Vorbeuge wie in der 3. Position (Abbildung Seite 139).

11. Position

Beim Einatmen strecken Sie langsam die Arme über den Kopf nach hinten wie in der 2. Position (Abbildung Seite 138).

12. Position

Mit dem Einatmen kommen Sie zurück in die Ausgangsstellung, legen Sie beide Handflächen vor der Brust aneinander wie in der 1. Position (Abbildung Seite 138).

Seien Sie geduldig mit sich: Weder die richtige Atmung noch die korrekte und geschmeidige Ausführung der Übungen sind von heute auf morgen möglich. Üben Sie regelmäßig.

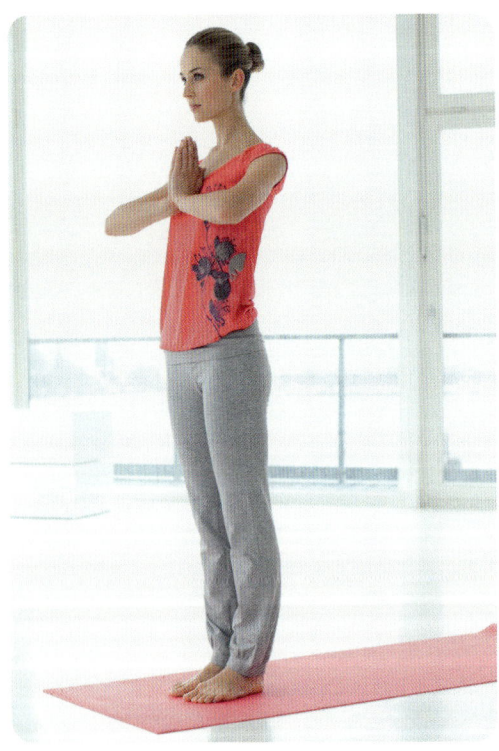

12. Position: Der Sonnengruß endet mit der Anfangsposition.

Die Chakras

Das Wort »Chakra« kommt aus dem Sanskrit und bedeutet »Rad«. Das Wissen um die Chakras hat seinen Ursprung in den Veden.

Chakras sind feinstoffliche Energiezentren, die sich entlang der Wirbelsäule bzw. der senkrechten Mittelachse des Körpers befinden. Die Funktionen der Chakras sind unterschiedlich und sehr fein aufeinander abgestimmt. Jedes der Hauptchakras ist zuständig für einen bestimmten Bereich in unserem Leben. Wenn alle Chakras weit geöffnet sind und gleichmäßig arbeiten, fühlen wir uns gesund und zufrieden. Die Kanäle können jedoch durch traumatische Ereignisse oder andere Situationen blockiert werden. Wenn ein Ungleichgewicht in einem Chakra vorhanden ist, zieht dies ein Ungleichgewicht eines anderen Chakras nach sich.

Mit vedischen Übungen, etwa mit Yoga und Meditation, kann ein gestörter Energiefluss wieder ins Gleichgewicht gebracht werden.

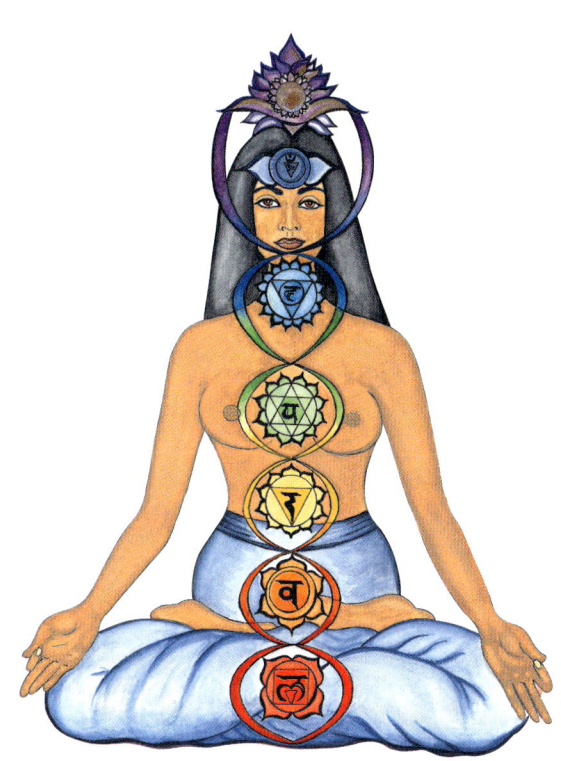

Die sieben Hauptchakras

Kronenchakra – Sahasrara-Chakra

Dieses Chakra ist verbunden mit der höchsten Energie, mit Wahrheit, Spiritualität und Bewusstheit.

Stirnchakra – Ajna-Chakra

Das Stirnchakra wird auch als das Dritte Auge bezeichnet. Es ist zuständig für Meditation, Hellsichtigkeit, Intuition, die Fähigkeit, zukünftige Ereignisse vorherzusehen, für Besinnung, Einsicht, Weisheit und Selbsterkenntnis.

Hals-, Kehlkopfchakra – Vishudda-Chakra

Das Halschakra steht im Zusammenhang mit Kommunikation, Sprechen, sich mit anderen austauschen, intuitivem Wissen, Weisheit, Logik und Intelligenz.

Jedes der sieben Hauptchakras ist für einen bestimmten Bereich in unserem Leben zuständig. Arbeiten alle Chakras gleichmäßig, fühlen wir uns gesund und zufrieden.

Herzchakra – Anahata-Chakra

Das Herzchakra ist zuständig für Liebe, Beziehung, Hingabe, Herzlichkeit, Vereinigung, Selbstverwirklichung und Offenheit. Dieses Chakra verbindet die oberen Chakren mit den unteren.

Solarplexus – Manipura-Chakra

Dieses Chakra steht im Zusammenhang mit der Gestaltung des Seins, mit der Verbindung von Denken und Fühlen, der Verbindung zwischen dem Selbst und der Welt, mit Wille, Macht und Gefühlen.

Sakralchakra – Svadisthana-Chakra

Das Sakralchakra ist verbunden mit Sexualität, Intimität, Fortpflanzung, Anziehungskraft und Leidenschaft.

Wurzelchakra – Mulhadhara-Chakra

Das Basischakra oder Wurzelzentrum ist zuständig für Überlegen, Instinkte, Erdung, materielle Sicherheit, Geld und Arbeit.

Wie die Chakras wirken

Gemäß den vedischen Lehren versorgt jedes der Hauptchakras eine Hormondrüse in unserem Körper. Die Chakras nutzen dabei die »Universelle Energie«, die in den Veden »Prana« oder »Ki« genannt wird. Das erste Chakra wird den Nebennieren, das zweite den Keimdrüsen, das dritte der Bauchspeicheldrüse, das vierte der Thymusdrüse, das fünfte der Schilddrüse, das sechste der Hypophyse und das siebte der Zirbeldrüse zugeordnet.

Jedem der Hauptchakras werden eine Farbe, ein Mantra sowie verschiedene Landschaften und Naturerlebnisse zugeordnet. Beim Wurzelchakra sind das die Farbe Rot, Sonnenauf- und Sonnenuntergang und das Mantra »LAM«. Zum Sakralchakra gehören Orange, Wasser, Mondlicht und die Lautfolge »VAM«. Das Chakra am Solarplexus ist gelb, es wird mit Feuer und Sonne in Verbindung gebracht, sein Mantra ist »RAM«. Das Herzchakra ist rosa und wird durch den Wald, grüne Wiesen, Luft, Morgen- oder Abendrot und das Mantra »YAM« repräsentiert. Das Energiezentrum am Hals hat die Farbe Hellblau, zu ihm gehören der blaue Himmel, das Meer und stilles Wasser sowie die Lautfolge »HAM«. Das dritte Auge ist indigofarben, der klare, nächtliche Sternenhimmel wird ihm zugewiesen und das Mantra »KSHAM«. Das Kronenchakra schließlich ist golden, seine Entsprechung in der Natur ist der Berggipfel, sein Mantra der Urlaut »OM«.

Blockierte Chakras wieder ins Fließen bringen

Wenn ein bestimmtes Energiezentrum blockiert ist, können Sie es stützen und wieder ins Fließen bringen, indem Sie Ihre Umgebung sowie Ihre Kleidung in dieser Farbe ausstatten. Gehen Sie zudem in die Natur und suchen Sie Erlebnisse, die dem Chakra entsprechen. Sie können es auch durch verschiedene Räucherungen, Heilpflanzen und -steine unterstützen. Auch mit bestimmten Klängen und Mantras (Seite 97) können Sie Ihre Chakras stützen.

Einen gestörten Energiefluss harmonisieren obendrein regelmäßige Yoga- und Meditationsübungen. Sehr hilfreich ist beispielsweise die folgende vitalisierende Chakrameditation.

Neben den Hauptchakras gibt es eine Vielzahl weiterer Energiepunkte. Die für die spirituelle und körperliche Gesundheit wichtigsten werden im Ayurveda »Marmas« genannt. Sie entsprechen den Akupunkturpunkten der Traditionellen Chinesischen Medizin.

Vitalisierende Chakrameditation

● Setzen oder legen Sie sich bequem hin. Lassen Sie Ihre Gedanken zur Ruhe kommen, und atmen Sie tief durch die Nase ein und aus.

● Konzentrieren Sie sich nun auf Ihr Wurzelchakra, und stellen Sie sich vor, wie warmes, rotes Licht dorthin strömt. Visualisieren Sie eine Lotusblüte – oder eine andere Blume Ihrer Wahl –, die unter dem Einfluss dieses Lichts zu voller Schönheit erblüht. Sprechen Sie in Gedanken die Affirmation: »Ich öffne mich für die heilenden und unterstützenden Energien der Mutter Erde. Ich nehme Urvertrauen in mich auf.«

● Gehen Sie nun nach und nach zu den einzelnen Chakras, senden Sie helles Licht in der jeweiligen Farbe dorthin, und wiederholen Sie im Geist folgende Affirmationen.

● Sakralchakra: »Ich bin voller Lebendigkeit, Lebensfreude und Hingabe. Ich genieße mit allen Sinnen.«

● Solarplexuschakra: »Ich bin voller Kraft und positiver Gefühle.«

● Herzchakra: »Ich begegne jedem Menschen und jeder Situation mit Offenheit. Mein Herz ist ganz weit.«

● Kehlkopfchakra: »Ich bin authentisch. Ich kann meine tiefsten Gefühle und Bedürfnisse offen ausdrücken.«

● Stirnchakra: »Ich erkenne meine Aufgabe. Ich bin Licht und Weite.«

● Stellen Sie sich dabei jeweils eine wie im Zeitraffer erblühende Blume vor.

● Wenn Sie schließlich beim Kronenchakra angekommen sind, visualisieren Sie ein goldenes Licht, das durch eine kleine Öffnung oben am Kopf in Sie hineinfließt, sich allmählich in den Chakras und schließlich im ganzen Körper verteilt. Sprechen Sie im Geist folgende Affirmation: »Ich bin eins mit allem. Ich bin Licht und Weite. Ich diene dem Universum, und das Universum dient mir.«

● Bleiben Sie noch einige Minuten in der Meditationshaltung, und spüren Sie nach. Schließen Sie die Übung ab, indem Sie im Sitzen mit geschlossenen Augen mindestens fünfmal folgendes Mantra singen oder sprechen: »*Loka Samasta Sukhino Bhavantu*« – übersetzt: »Mögen alle Wesen in allen Welten glücklich sein! Möge es allen Wesen in allen Welten wohlergehen!«

Sie werden sich nach dieser Chakrameditation erfrischt wie nach einer Energiedusche fühlen. Wenn Sie häufig müde und erschöpft sind, führen Sie die Übung am besten täglich – am Morgen nach dem Aufstehen oder am Abend vor dem Zubettgehen – durch.

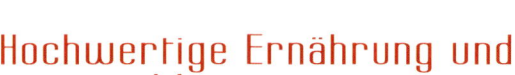

Hochwertige Ernährung und positive Motivation

Zusätzlich zu regelmäßigen Entspannungsübungen und anderen Ritualen, die sich um Ihre körperliche und seelische Gesundheit drehen, sollten Sie über hochwertige Ernährung, die das Gleichgewicht Ihrer Doshas unterstützt, Ihren Energiehaushalt auffüllen und genug trinken. Außerdem sollten Sie sich positive Verstärker in Ihrem Umfeld suchen. Umgeben Sie sich mit Menschen, die Ihnen Mut machen, die Sie inspirieren und unterstützen. Meiden Sie Neider, Blockierer und chronische Pessimisten, die Sie negativ beeinflussen. Nutzen Sie auch immer wieder Ihre Visualisierungen und die anderen Sinneseindrücke, die Sie mit Ihrem Ziel verbinden, um sich auf Kurs zu halten.

Suchen Sie den Kontakt zu Menschen, die Sie inspirieren und unterstützen.

Die Kraft von Vorbildern nutzen

Eine ähnlich starke Kraft geht von Vorbildern aus. Sicher hatten auch Sie schon einmal ein Vorbild. Unsere ersten Idealbilder sind unsere Eltern. Später in der Adoleszenz sind es oft berühmte Persönlichkeiten, Sportler oder Musiker. Solche Idealbilder können einen Menschen in der Persönlichkeitsentwicklung stark prägen. Wer könnte heute beispielgebend für Ihr Ziel stehen? Wer hat Ähnliches schon erreicht? Wer hat das, was Sie sich wünschen, bereits verwirklicht?

Sie müssen diese Menschen nicht persönlich kennen. Es geht auch nicht darum, die Schritte eines anderen identisch zu kopieren. Das hätte ohnehin wenig Sinn, da jeder Mensch sein eigenes Dharma, seine eigene Berufung und seinen individuellen Weg dorthin hat. Das Vorbild kann aber Orientierung und Halt auf Ihrer Reise sein.

Selbst Vorbild sein

Sie sollten auch selbst bereit sein, Vorbild für andere Menschen zu sein, ihnen mit Rat und Orientierung zur Seite zu stehen. Erinnern Sie sich an das vedische Prinzip des Gebens und Nehmens. Nur wenn Sie selbst uneigennützig bereit sind, andere Menschen zu unterstützen, werden auch Sie Hilfe erfahren, die auf keine Gegenleistung aus ist.

Hindernisse

Fehler werden sich niemals komplett vermeiden lassen. Es braucht seine Zeit, um alte Gewohnheiten abzulegen und sich neue Verhaltensmuster einzuprägen. Seien Sie also nicht zu streng mit sich, und legen Sie keinen übertriebenen Perfektionismus an den Tag.

Mit Abweichungen und Fehlern umgehen

Das Allerwichtigste ist, dass Sie immer weitermachen. Üben und trainieren Sie, bis die Fehler weniger werden und schließlich ausbleiben. Verzeihen Sie sich kleine Rückschläge, und lassen Sie sich dadurch nicht von Ihrem Weg abbringen.

Lassen Sie sich auch durch Rückschläge nicht von Ihrem Weg abbringen, und machen Sie unbedingt weiter.

Auch manche Hindernisse und Stolperfallen werden vermutlich auf Ihrem Weg bereitliegen. Wenn Sie sich das von vornherein klarmachen, werden Sie sich davon auch nicht aus der Ruhe bringen lassen. Gerade von Sportlern, die häufig sowohl mit Siegen als auch mit Niederlagen konfrontiert sind, kann man lernen, dass man an Hindernissen wachsen und aus Niederlagen gestärkt hervorgehen kann. Entscheidend ist nicht, was von außen möglicherweise auf Sie hereinbricht, sondern wie Sie damit umgehen. Denken Sie immer daran: Sie sind selbst für Ihr Leben verantwortlich.

Egal, was passiert — machen Sie weiter

Sie erinnern sich an das Beispiel der Frau, die sich nichts sehnlicher als eine große Familie wünschte? Obwohl sie keine eigenen Kinder bekommen konnte, hat sie ihr Ziel letztlich – leicht modifiziert – erreicht und lebt heute in einer großen, etwas anderen Familie.

Wenn Sie auf Hindernisse stoßen, sollten Sie zunächst nichts unversucht lassen, um sie aus dem Weg zu räumen. Manchmal ist dies aber unmöglich. Lassen Sie deshalb Ihr Ziel aber nicht fallen, sondern modifizieren Sie es, und passen Sie es an die veränderten Rahmenbedingungen an.

Die richtige Mischung von Planung und Spontaneität

In den vorangegangenen Kapiteln haben Sie festgestellt, wie wichtig die exakte Vorarbeit – die genaue Definition und die Planung von Zielen – ist. Zugleich ist es sehr wichtig, dass Sie ein bestimmtes Maß an Spontaneität beibehalten. Wir erfahren es alle jeden Tag aufs Neue. Eine durchdachte Planung erleichtert das Leben enorm, macht uns erfolgreicher und unbeschwerter, kanalisiert unsere Energie, gibt den Tagen und Wochen Struktur. Wir wissen aber insgeheim auch: Nicht alles lässt sich vorausplanen.

Es gibt Dinge, die passieren – scheinbar – ohne Grund und lassen uns straucheln. Wer genauer hinsieht und den größeren Zusammenhang betrachtet, erkennt jedoch häufig, warum die Hindernisse gerade in diesem Moment auftauchen. Vor allem aber ist wichtig, dass Sie trotzdem weitermachen.

Geplantes und spontanes Handeln widersprechen sich nicht, sondern ergänzen sich.

Der ayurvedische Gedanke

Die Natur ist uns das perfekte Vorbild. Sie folgt klaren Regeln, zugleich ist nichts starr und unumstößlich. Es findet eine stete Weiterentwicklung statt, alles ist permanent in Bewegung. So wichtig die Klarheit und Planung für unser Leben ist, so bedeutsam ist es auch, dass wir offen bleiben für mögliche, durch äußere Einflüsse erzwungene Kurskorrekturen – manchmal jedoch auch für eine bessere Gelegenheit, die sich plötzlich bietet.

Zielgerichtet und offen zugleich

Geplantes und spontanes Handeln sollten sich nicht widersprechen, sondern sich ergänzen. Wenn Sie auf etwas Unerwartetes reagieren, bedeutet das nicht, dass Sie Ihre Planung über Bord werfen. Eine nötige Kurskorrektur zeigt nur, dass Sie in der Lage sind, Flexibilität mit Zielorientiertheit zu verbinden. In jedem Vorstellungsgespräch wird Ihnen das als großer Pluspunkt ausgelegt werden.

Gehen Sie Ihren Weg ohne Scheuklappen

Verbinden können Sie Spontaneität und Planung nur, wenn Sie Ihre Umgebung und Ihre Mitmenschen mit offenen Augen wahrnehmen. Es ist niemals sinnvoll, mit Scheuklappen durch das Leben zu laufen – auch wenn am Ende des Wegs Ihr Ziel steht.

Damit ist auch die Befürchtung mancher Menschen entkräftet, eine zielorientierte Lebensweise habe eine zu starke Orientierung auf die Zukunft zur Folge, wodurch die Gegenwart zu kurz komme. Dies mag für einseitige, unausgewogene Planungen zutreffen. Mit der vedischen Zielerreichung kann man aber beides verbinden: das Genießen des Tages und die Orientierung am Ziel.

Den Moment genießen und ein Ziel haben

Es ist die hohe Kunst der Veden, rationale Planung und intuitive Spontaneität miteinander in Einklang zu bringen. Auf diese Weise können Sie sich auf den aktuellen Moment konzentrieren und dabei trotzdem vorwärtsgehen.

Tatsächlich wird Ihnen das sogar besser gelingen, wenn Sie ein langfristiges Ziel haben. Es ist wie ein Leuchtturm, der Ihnen auch in turbulenteren Zeiten den Weg zeigt. Und Sie werden dabei auch die anderen Möglichkeiten, die am Rand vielleicht warten, nicht verpassen.

Bleiben Sie flexibel, auch wenn Sie Ihr Ziel immer fest im Auge haben.

Der Weg und das Ziel

In der Weisheit »Der Weg ist das Ziel« ist sehr viel Wahres enthalten. Wir lernen viel auf dem Weg: Wir lernen neue Menschen kennen und bauen unser Selbstbewusstsein auf, wir fühlen uns ausgeglichen, weil wir etwas tun. Häufig wird dieser Ausspruch allerdings so interpretiert, dass man sich keine zu großen – oder womöglich gar keine – Ziele setzen sollte.

Aber: Durch Ziele entsteht der Weg ja erst. Ohne Plan irrlichtern wir mal hier-, mal dorthin und fragen uns vielleicht nie, was wir in unserem Leben wirklich erreichen wollen, welche Berufung in uns schlummert, was uns wirklich glücklich macht.

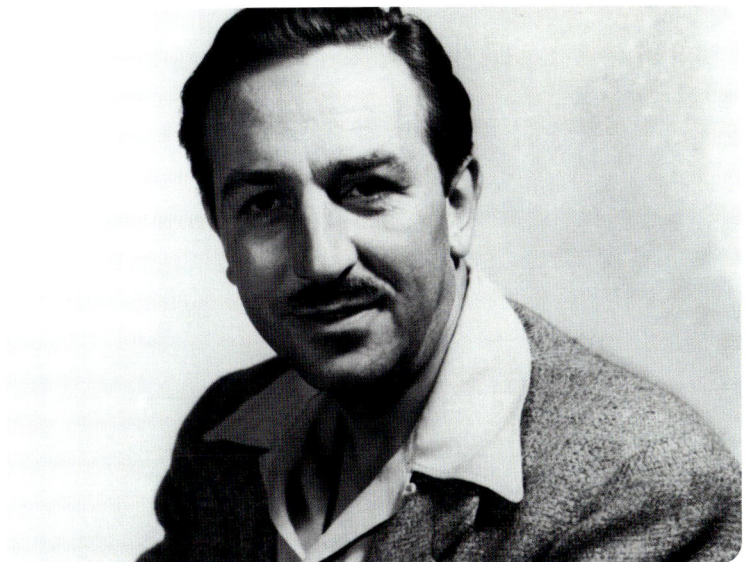

Walt Disney kannte schon im Alter von 18 Jahren seine Berufung, hatte jedoch auf dem Weg zu seinem Ziel viele Rückschläge und Hindernisse zu überwinden.

Wille

Die Geschichte ist voll von Persönlichkeiten, die erst einmal viele Hindernisse und Schwierigkeiten überwinden mussten, bevor sie das tun konnten, wozu sie berufen waren.

Geben Sie niemals auf

Die wichtigste Botschaft dieses Kapitels lautet: Geben Sie niemals, niemals auf! Es sind nicht Talent, Geld oder Beziehungen, die außergewöhnlich erfolgreiche Menschen auszeichnen, sondern der eiserne Wille, es zu schaffen und sich durch nichts und niemanden aufhalten zu lassen.

Walt Disney

Der amerikanische Filmproduzent Walt Disney (1901 bis 1966), der uns heute allen als genialer Schöpfer von Micky Maus, Donald Duck und anderen Zeichentrickfiguren bekannt ist, hatte mit vielen

Schwierigkeiten zu kämpfen, bevor er seine Ideen zu den Filmen umsetzen konnte, die weltberühmt wurden und ihn weltweit bekannt machten.

Bereits als 18-Jähriger war ihm klar, dass es sein Lebenstraum war, Zeichentrickfilme zu produzieren. Der Erfolg aber blieb bei seinen ersten Kurzfilmen aus, und Disney hatte mehr und mehr mit Geldsorgen zu kämpfen. Er analysierte seinen Misserfolg und glaubte das Problem darin zu erkennen, dass die dargestellten Tiere nicht menschlich genug waren und so nicht genügend Identifikationspozential für die Zuschauer hätten.

Mit seiner Idee von sprechenden Mäusen und geizigen Enten stieß er jedoch sowohl bei Investoren als auch bei Produzenten auf wenig Gegenliebe. Er zog mit seinem Konzept von Bank zu Bank, aber keiner ließ sich dazu bewegen, Geld in ein Filmprojekt zu stecken.

Dennoch gab Disney nicht auf, sondern gründete daraufhin gemeinsam mit einem Freund und seinem Bruder die »Disney Company« und fand schließlich auch einen Geldgeber. Der erste Film »Oswald der lustige Hase« wurde zwar ein Erfolg, aber es wurde versäumt, die Kopierrechte zu schützen. Walt Disney hatte deshalb bald wieder finanzielle Schwierigkeiten. Er ließ sich jedoch nicht entmutigen und kämpfte immer weiter. Im Jahre 1928 entwickelte er zusammen mit dem Trickfilmzeichner und -techniker Ubbe Iwerks seine wohl bekannteste Figur: »Micky Maus«.

> Der Weg zum Ziel und zum Erfolg war auch für Walt Disney mit großen Widerständen verbunden.

Walt Disney verwirklichte seine Pläne und Visionen ohne Rücksicht auf die Kosten und gegen alle Widerstände, und der Erfolg gab ihm recht. Er wurde einer der berühmtesten Filmproduzenten aller Zeiten.

Astrid Lindgren

Die schwedische Schriftstellerin Astrid Lindgren (1907 bis 2002), heute eine der bekanntesten Kinderbuchautorinnen, fand zunächst für ihr berühmtestes Buch »Pippi Langstrumpf« keinen Verlag. Der Einfluss des darin dargestellten unangepassten Mädchens auf die Kinder sei schlecht, befürchtete man damals.

Lindgren hatte die Geschichten um das rothaarige Energiebündel 1944 für ihre kranke Tochter geschrieben. Es war ihr allererstes Buch, sie hatte also noch keinen Namen als Schriftstellerin. Deshalb wohl hatte sie bereits befürchtet, dass sie auf Schwierigkeiten stoßen könnte. »... in der Hoffnung, dass Sie mir nicht die Jugendfürsorge alarmieren«, schrieb sie selbstironisch in ihrem Begleitbrief an den Verlag.

Tatsächlich ist die »Ur-Pippi« noch viel aufmüpfiger und respektloser als die Pippi, die wir alle schließlich kennenlernen durften. Als mehrere Verlage ablehnten, ließ Astrid Lindgren das Buch nicht etwa in der Schublade verstauben, sondern änderte es tatsächlich in weiten Teilen – über 40 Prozent! – ab. So wurde das Manuskript schließlich 1945 von einem schwedischen Verlag angenommen. Es blieb aber auch nach seinem Erscheinen extrem umstritten.

Pippi Langstrumpf sei eine »abnorme und krankhafte Gestalt«, schrieb beispielsweise der Psychologe J. Landquist 1946, der »Hausfrauenverband« erregte sich über die Szene, »in der sich die freche, rothaarige Göre« beim Kaffeeklatsch über Hausangestellte

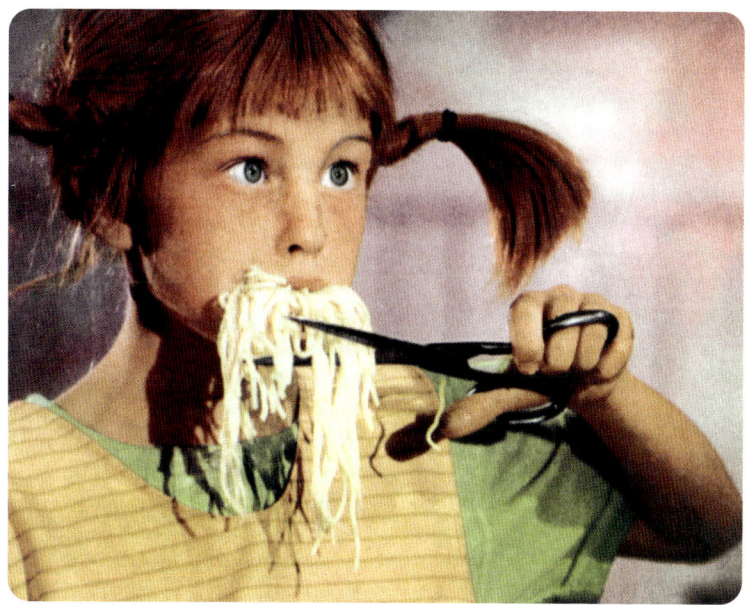

Wäre Astrid Lindgren nicht so hartnäckig und dabei flexibel gewesen, gäbe es heute eine der bekanntesten Kinderbuchfiguren »Pippi Langstrumpf« nicht.

lustig mache. Heute ist »Pippi Langstrumpf« eines der bekanntesten Werke der Kinder- und Jugendliteratur und wurde in 60 Sprachen übersetzt.

Die Geschichte von Astrid Lindgren zeigt wunderbar, wie man auf Hindernisse und Schwierigkeiten flexibel reagieren und dennoch seinem Traumziel treu bleiben kann. Die Autorin glaubte sehr an die Macht der Visionen, wie folgende ihrer Worte zeigen. Wie die Welt von morgen aussähe, so Astrid Lindgren, hänge in großem Maße von der Einbildungskraft jener ab, die gerade jetzt lesen lernten.

Nelson Mandela

Liest man die Biografie des großen Nelson Mandela (geboren am 18. Juli 1918), fragt man sich unwillkürlich, wie ein Mensch all diese Strapazen ertragen kann. Mandela gibt die Antwort darauf selbst: »Der Kampf ist mein Leben.« Der Südafrikaner sah es als seine Berufung, die Rassentrennung in seiner Heimat aufzuheben.

Trotz fast 30 Jahren der Inhaftierung und widrigster Haftbedingungen gab Nelson Mandela seine Vision von einer Gesellschaft ohne Rassentrennung niemals auf.

Für seinen Einsatz gegen die Apartheid wurde Nelson Mandela zu insgesamt fast drei Jahrzehnten Haft verurteilt, viele Jahre davon unter schlimmsten, menschenunwürdigen Bedingungen. Trotzdem wurde sein Wille nicht gebrochen, und er ließ sich nicht vom Hass anstecken. Im Gefängnis kämpfte er für bessere Haftbedingungen und gab seine Vision von einem Südafrika ohne Rassentrennung niemals auf.

Zeitgleich mit seiner Freilassung am 11. Februar 1990 gab Staatspräsident F. W. de Klerk den Befehl, das Verbot des Afrikanischen Nationalkongresses – der Organisation der Kämpfer gegen die Rassentrennung – aufzuheben. Damit einher ging das allmähliche Ende der Apartheid.

Am Tage seiner Freilassung, am 11. Februar 1990, sprach Mandela in einer Rede vor 120 000 Zuhörern in Soweto nicht etwa von Hass oder Vergeltung, sondern vielmehr von Versöhnung und Demokratie. 1993 erhielt er den Friedensnobelpreis, ebenso wie F. W. de Klerk. Von 1994 bis 1999 war Mandela der erste schwarze Präsident seines Landes.

Winston Churchill

Der Brite Winston Churchill (1874 bis 1965) gilt als einer der bedeutendsten Politiker des letzten Jahrhunderts und wird in der Literatur als charismatische Persönlichkeit beschrieben. Er war einer der wenigen, die mit größter Entschlossenheit von Anfang an gegen Hitler vorgingen, und war bei Freund und Feind für seinen Mut geachtet. Churchill war nicht nur ein analytisch denkender, genialer Stratege, sondern auch ein brillanter Literat und Rhetoriker.

1953 wurde er »für seine Meisterschaft in der historischen und biografischen Darstellung sowie für die glänzende Redekunst, mit welcher er als Verteidiger von höchsten menschlichen Werten hervortritt« mit dem Literaturnobelpreis ausgezeichnet. Immer wieder wurde Churchill gebeten, zu verschiedenen Anlässen zu sprechen. So bat ihn auch seine ehemalige Schule um einen Vortrag. Die Schü-

Voraussetzungen für Beharrlichkeit

Es ist die Kunst, trotzdem Schritt für Schritt weiterzugehen, die den Unterschied macht. Für diese Beharrlichkeit gibt es verschiedene Voraussetzungen:

- **den Glauben an sich selbst und die eigenen Fähigkeiten,**
- **das Wissen um Ihre Werte und Prioritäten im Leben,**
- **klare, langfristige Zielsetzungen, hinter denen Sie hundertprozentig stehen,**
- **detaillierte Planungen, um sich nicht in Alltagsaufgaben zu verlieren,**
- **Mut, den ersten Schritt zu tun und auch Fehler zu machen,**
- **physische und psychische Energie und Kraft,**
- **visionäre Kraft, den Glauben an das Gelingen,**
- **Flexibilität, um auf geänderte Rahmenbedingungen zu reagieren.**

ler wollten von Churchill wissen, was das Erfolgsgeheimnis seines Lebens sei. Und der Mann, der für lange, geschliffene Reden berühmt war, sagte einmal, er könne die Lektion, die er in seinem Leben gelernt habe, in einem Satz zusammenfassen, nämlich in diesen: »Gib nie, nie, niemals auf!«

Ziele weiterverfolgen

Wie diese Beispiele zeigen, sollten Sie Ihre Ziele weiterverfolgen – auch wenn Ihnen ein scharfer Wind ins Gesicht weht und die halbe Welt Sie für verrückt hält. Keine der beschriebenen Personen hätte ihr Ziel erreicht und wäre berühmt geworden, wenn sie nach dem ersten Versuch aufgegeben hätte. Diese Geschichten kennen wir, weil sie von berühmten Persönlichkeiten handeln. Sie beschreiben aber nichts Außergewöhnliches, das nur einzelnen Menschen passiert. Fragen Sie einmal Menschen in Ihrem Bekanntenkreis, von denen Sie das Gefühl haben, dass sie mit sich im Reinen sind und das erreicht haben, was sie wollten, nach ihrer Geschichte.

Große Pläne sind es wert, dafür große Mühen auf sich zu nehmen. Denken Sie daran: Kein anderer Mensch kann Sie be- oder gar verurteilen! Jeder von uns hat seine eigene Berufung und steht auf einem anderen Entwicklungsstand. Sie werden feststellen, dass kaum ein Weg glatt, ohne Kurven, Steigungen und Abstürze ist. Fast immer haben Menschen mit Widrigkeiten und Enttäuschungen zu kämpfen. Gemäß all diesen Aspekten und der vedischen Weisheit haben Sie in den vorangegangen Kapiteln Ihre Herzensziele definiert, überprüft und geplant.

Große Pläne sind es wert, große Mühen auf sich zu nehmen.

Übung macht den Meister

Beim Lernen einer Fremdsprache oder beim Sport scheint es uns vollkommen selbstverständlich zu sein, dass wir die Lektionen immer wieder üben müssen, bis wir sie wirklich verinnerlicht haben. Nicht anders ist es auch mit dem Erreichen von Zielen. Erst durch das stete Trainieren werden Sie zum Meister.

Wie schnell sich Erfolge einstellen, kommt auch darauf an, wo Sie am Beginn dieses Buches standen. Wenn Sie bisher jede Planung in Ihrem Leben vermieden haben, vielleicht sogar eine tiefe innere Abneigung dagegen empfunden haben, wird es wahrscheinlich etwas länger dauern, bis Sie alte Programmierungen losgeworden sind. Das ist aber überhaupt nicht schlimm. Entscheidend ist Ihr Wille zur Veränderung, und den haben Sie bewiesen, indem Sie dieses Buch gekauft und die einzelnen Schritte bis hierher gegangen sind.

Machen Sie das neu erworbene Wissen jetzt zu Ihrem Ritual: Bauen Sie energetische Übungen in Ihren Tag ein, seien Sie gut zu sich, machen Sie langfristige Pläne für die wichtigen Lebensbereiche, und teilen Sie diese in Jahres-, Monats-, Wochen- und Tagesziele ein. Sie werden schnell feststellen, dass Sie ausgeglichener, glücklicher und erfolgreich werden. Und Sie werden, wenn Sie diesen Weg konsequent weiterverfolgen, jedes Ziel, das Sie sich vornehmen, erreichen!

»Wille und Energie« auf einen Blick:

- **Kontrollieren Sie Ihre Erfolge, und belohnen Sie sich für Etappenziele.**

- **Achten Sie auf einen ausgeglichenen Energiehaushalt.**

- **Gehen Sie Ihren Weg beharrlich, aber ohne Scheuklappen, um Hindernisse oder neue Möglichkeiten nicht zu übersehen.**

- **Das Genießen des Moments und die Orientierung an Zielen widersprechen sich nicht, sondern verstärken sich gegenseitig.**

- **Nicht Talent oder Herkunft entscheiden über Erfolg und Glück, sondern Ihre Einstellung: Geben Sie niemals auf!**

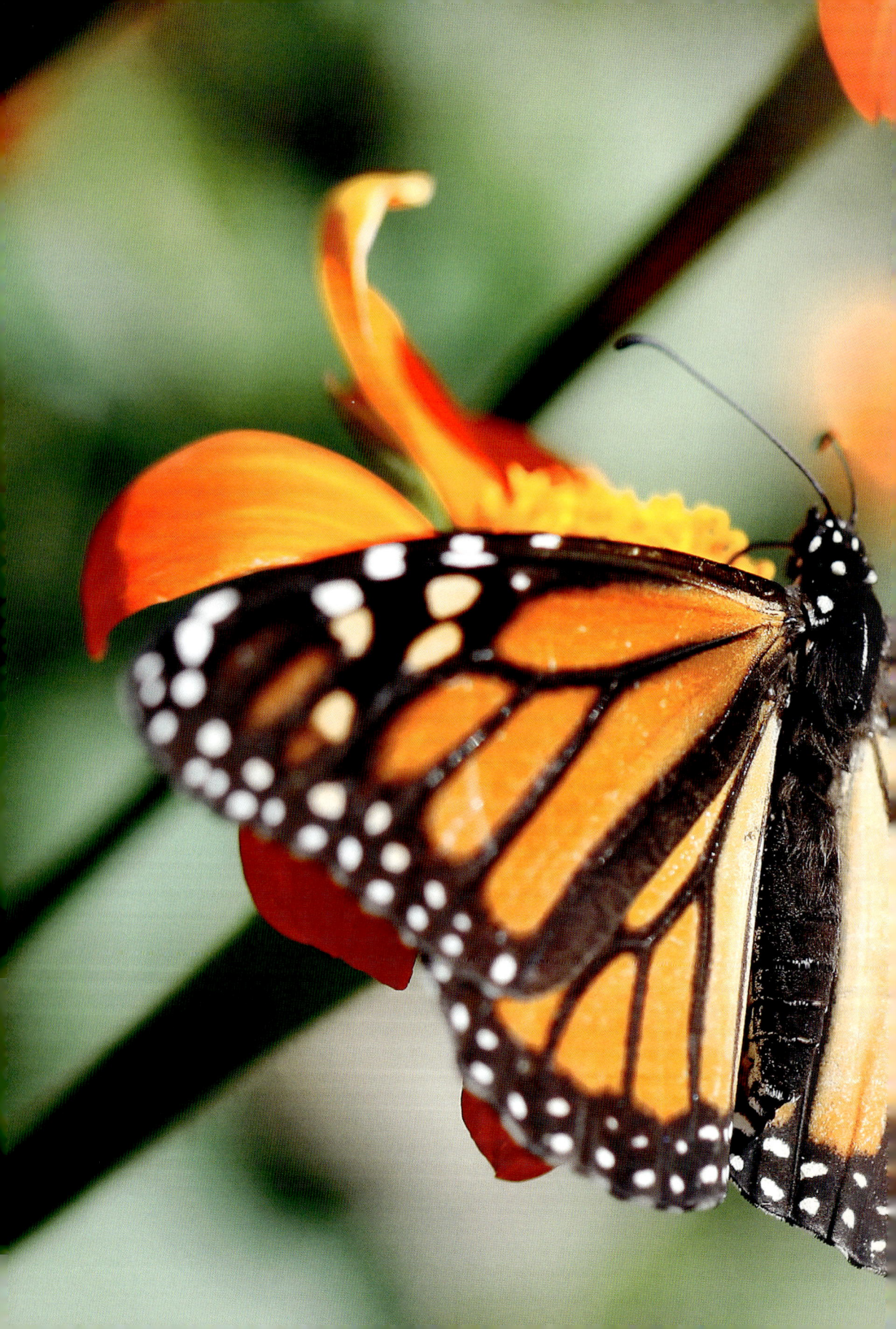

Glück und Wachstum

Den Erfolg wahrnehmen und weitergehen

»Aus Glück sind diese Lebewesen geboren,
durch Glück werden sie erhalten,
und in Glück werden sie wieder eingehen.«

Upanishaden

Realisieren und feiern Sie Ihren Erfolg

Das Ziel ist erreicht. Was gilt es zu beachten, nachdem Sie die Ziellinie überquert haben? Und mit welchen Strategien können Sie sich für neue Pläne motivieren? Diese Fragen beantwortet dieses Kapitel auf der Grundlage von vedischem Wissen in Verbindung mit westlichem Management-Know-how.

Sie sind also an Ihrem Ziel angekommen. Was nun? Stellen Sie sich vor, Sie laufen nach dem ersten Marathonlauf Ihres Lebens über die Ziellinie. Sie reißen die Arme hoch, Freunde klopfen Ihnen auf die Schulter, Sie sind erschöpft, aber glücklich und stolz auf Ihre Leistung.

Während der darauf folgenden Tage legen Sie die Füße hoch, gönnen sich viele schöne Dinge und lassen nochmals die monatelange Vorbereitung Revue passieren: die vielen Trainingseinheiten, die verschiedenen Etappenziele, etwaige Zweifel, die Unterstützung durch Ihre Familie und alles andere, was den Weg zu Ihrem Ziel geprägt hat.

Achten Sie auf dem Weg zu Ihrem Ziel immer auf die Ausgewogenheit Ihrer verschiedenen Lebensbereiche.

Genießen Sie Erfolg und Lob

Genauso sollten Sie auch jeden anderen Erfolg in Ihrem Leben realisieren. Machen Sie sich klar, was Sie alles geleistet haben und dass Sie dies alles Ihrem eigenen Willen, Ihren Stärken und Fähigkeiten zu verdanken haben.

Innehalten

Es ist ganz wichtig, dass Sie jetzt innehalten, Ihren Erfolg genießen und feiern. Wer von Ziel zu Ziel hetzt, ist schnell ausgebrannt und verliert die Motivation.

Es ist eines der Merkmale von Stresserkrankungen, dass Erfolge nicht mehr wahrgenommen werden und sich deshalb weder Glücksgefühle noch Erleichterung einstellen können. Stattdessen fallen manche Menschen nach Erreichen ihres Ziels in ein tiefes Loch. Das ist die logische Konsequenz, wenn alle Energie über einen langen Zeitraum hinweg auf ein einziges Ziel fokussiert wurde. Dann ist sprichwörtlich erst einmal »die Luft raus«.

Um dies zu vermeiden, wird beim vedischen Weg der Zielerreichung so viel Wert auf die Ausgewogenheit der Lebensbereiche gelegt. Unterstützen Sie sich dabei, Ihren verdienten Erfolg auch genießen zu können. Holen Sie sich ruhig von Menschen, die Sie gut kennen, ein Lob ein. Nutzen Sie die Ruhe der täglichen Atemmeditation, um das Erreichen Ihres Ziels in den Kern Ihres Bewusstseins zu rücken.

Nach dem Innehalten auf zu neuen Zielen

Die Belohnungen für die kleinen Etappenziele haben schon Ihr Selbstbewusstsein aufgebaut. Das große Ziel wird ihm einen weiteren Schub geben.

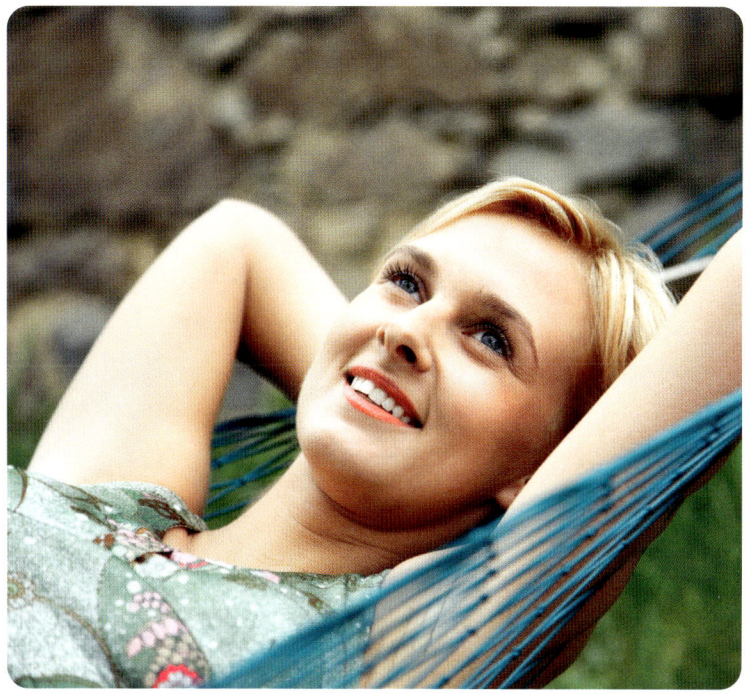

Zelebrieren und genießen Sie Ihren Erfolg. Dann jedoch setzen Sie sich ein neues Ziel und machen weiter.

Gönnen Sie sich etwas, das Ihnen eine wirklich große Freude bereitet, zelebrieren Sie Ihren Erfolg mit guten Freunden, die Sie unterstützt haben, jubeln Sie laut oder leise, ganz wie es Ihnen guttut. Das alles gibt Ihnen Ansporn für die Zukunft.

Hindernisse analysieren

Selbstverständlich sollten Sie auch genau hinschauen, falls etwas nicht so geklappt hat, wie Sie es sich vorgestellt hatten. Analysieren Sie genau, in welcher Phase Hindernisse aufgetaucht sind, ob sie von außen kamen oder ob es vielleicht Widerstände in Ihrer eigenen Person waren. Lernen Sie aus diesen Erkenntnissen für Ihre zukünftigen Ziele.

Denn nach dem bewussten Feiern und Belohnen geht es selbstverständlich weiter. Sie sollten sich jetzt darauf fokussieren, Ihren Level zu halten, und sich neue Ziele setzen.

Das Prinzip des lebenslangen Lernens

Die einzige Pflicht, die Sie sich selbst gegenüber haben, ist, Ihr Schicksal in die eigenen Hände zu nehmen und Verantwortung für das eigene Glück zu tragen.

Es ist kein Geheimnis, dass es bisweilen schwieriger ist, einen Erfolg zu halten, als ihn zu erreichen. Das liegt auch daran, dass immer wieder eine fundamentale Tatsache vergessen wird: Sie müssen immer weiter üben, immer weiter *tun*. Kein Sportler würde nach einem Sieg aufhören zu trainieren. In anderen Lebensbereichen hingegen tun wir dies häufig.

Wie Sie erfolgreich bleiben

Ein gutes Beispiel ist das Abnehmen. Es ist relativ einfach und geht recht schnell, zehn Kilo abzunehmen. Die wirkliche Herausforderung besteht darin, das Gewicht zu halten und nicht in eine Jo-Jo-Falle zu tappen. Wer langfristig sein Idealgewicht halten will, der muss auch langfristig seine Ernährungs- und Lebensgewohnheiten ändern. Dafür sind die richtige Einstellung, der Glaube an sich selbst und der Wille, für das eigene Leben Verantwortung zu übernehmen, nötig.

So ist es auch mit allen anderen Lebensbereichen. Nach der verdienten Erfolgsfeier folgt nicht etwa Stillstand, sondern stetes Weitergehen und Weiterüben. Nur so können Sie das erreichte Level halten und ein glückliches Leben in der Einheit von Körper, Geist und Seele führen. Langfristigen Erfolg haben nicht etwa die Menschen, die mit besonderer Schnelligkeit oder Intensität ans

Wichtige Regeln auf dem Weg zu Ihrem Ziel:

● **Übernehmen Sie die Verantwortung für Ihr Leben.**

● **Machen Sie aus Ihren Herzenswünschen Ziele.**

● **Denken und planen Sie groß.**

● **Teilen Sie langfristige Ziele in kleine Etappenziele.**

● **Machen Sie Tagesplanungen.**

● **Achten Sie auf ein positives Umfeld.**

● **Geben Sie, bevor Sie nehmen.**

● **Entspannen Sie regelmäßig, und suchen Sie den Kontakt mit Ihrem Unterbewusstsein.**

● **Üben, Üben, Üben.**

● **Seien Sie planvoll und spontan.**

● **Feiern Sie Erfolge.**

● **Geben Sie nie, niemals auf.**

Werk gehen. Beharrlichkeit und Beständigkeit sind die Qualitäten, die viel wichtiger sind. Bleiben Sie also am Ball. Befolgen Sie weiterhin täglich die Ratschläge, die Sie in diesem Buch erhalten haben, und machen Sie sich bewusst, wie viel besser es Ihnen damit geht.

Der ayurvedische Gedanke

Leben bedeutet Veränderung. Das heißt auch, dass wir an unseren Erfolgen nicht festhalten, sondern sie – nach gebührender Feier und Würdigung – loslassen sollten. Nur wenn man Altes innerlich verabschiedet, kann Neues entstehen. Auf Aktivität folgt eine Ruhephase, auf die dann wiederum Aktivität folgt, und immer so weiter.

Loslassen, um Neues entstehen zu lassen

Wenn Sie dieser Weisheit, die man in der Natur in jedem Augenblick beobachten kann, folgen, passiert etwas ganz Wunderbares: Sie erleben Ihre Umgebung immer wieder neu, weil Sie ihr mit unvoreingenommenem Bewusstsein begegnen. Sie blicken nicht durch den Filter der alten Erfahrungen und der Vergangenheit, sondern können sich ganz auf die Gegenwart und die Zukunft einlassen.

Indem Sie ein Leben im Einklang mit Ihrem Dharma führen, werden Sie der Mensch, der Sie sein können.

Ganz gleichgültig, wie alt Sie derzeit sind, das Leben ist ein steter Prozess des Dazulernens und Weiterentwickelns – oder sollte es zumindest sein. Ihren geistigen und seelischen Horizont stetig zu erweitern und dafür zu sorgen, dass Ihr Körper gesund bleibt, ist nicht etwa eine lästige Pflicht, sondern der Schlüssel zu einem glücklichen und selbstbestimmten Leben. Sie erhalten einen Reichtum, den Ihnen niemand wegnehmen kann und den Sie nicht mit materiellen Dingen aufwiegen können. Er sitzt ganz tief in Ihnen und gibt Ihnen Ruhe und Kraft.

Je geübter Sie darin sind, durch Atemmeditation im Alpha-Zustand zu entspannen und in Kontakt mit Ihrem Unterbewusstsein zu tre-

ten, je stärker Sie das Prinzip der Selbstverantwortung verinnerlicht haben und sich im Einklang mit der umgebenden Natur fühlen,
desto klarer wird Ihr Geist und desto stärker Ihre Intuition, im richtigen Moment das Richtige zu tun.

Das übergeordnete große Ziel bleibt dabei, ein Leben im Einklang
mit der Berufung, dem Dharma, zu führen. So können Sie auf allen
Ebenen Ihr vollständiges Potenzial entwickeln, sich selbst verwirklichen und der Mensch werden, der Sie sein können.

Wissensgesellschaft

Auch in beruflicher Hinsicht wird das lebenslange Lernen immer
wichtiger. Immer mehr Fachwissen wird benötigt, es muss in immer
größeren Zusammenhängen gedacht werden, und es müssen immer
komplexere Maschinen bedient werden. In einer solchen Wissens-
gesellschaft wird das fachliche Know-how mehr und mehr zum Wirt-
schaftsfaktor.

Es wird für Sie also auch handfeste ökonomische Vorteile haben,
wenn Sie sich stetig weiterbilden. Lesen Sie, besuchen Sie Seminare

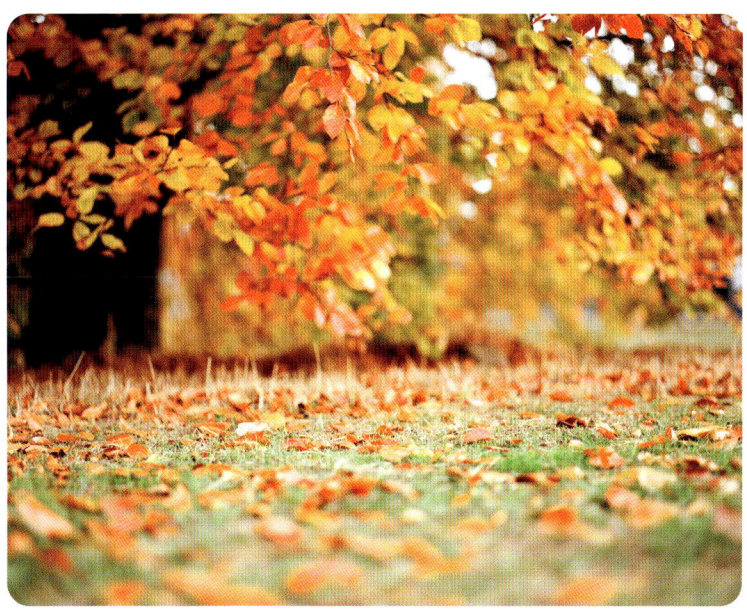

*Nehmen Sie sich ganz
bewusst Zeit für den
Ausbau Ihres geistigen
Reichtums.*

und Netzwerktreffen, und diskutieren Sie mit anderen Menschen. Sie entwickeln sich so nicht nur zu einem immer besseren Experten auf Ihrem Fachgebiet.

Sie sollten sich ruhig auch in ganz neue Themen einfinden und Ihren Wissensdurst breit streuen. So werden Sie zu einem beliebten Gesprächspartner und halten Ihren Geist jung und rege. Nichts stumpft mehr ab, als immer die gewohnten Kreise zu gehen und sich auf nichts Neues mehr einzulassen.

Die Zeit, um fachlich in Ihrem Spezialgebiet auf dem Laufenden zu bleiben und sich darüber hinaus zu informieren, sollten Sie sich auf jeden Fall nehmen. Sie könnten etwa ein bis zwei Stunden pro Tag für konzentrierte Lektüre einplanen – und in dieser Zeit mit gutem Gewissen nichts anderes tun.

Ihren geistigen Reichtum ausbauen

Wenn Sie nur schnell und nebenher lesen, mit dem Gefühl, eigentlich arbeiten zu müssen, unterschätzen Sie die Wichtigkeit dieser Tätigkeit. Wissen ist aber der Erfolgsfaktor der Zukunft. Wenn Sie versuchen, neben Telefonaten und E-Mail-Schreiben querzulesen, werden Sie das Gelesene sehr schnell wieder vergessen. Die Gedächtnislücken, über die viele Menschen in der heutigen Zeit klagen, sind in Wirklichkeit dem Multitasking geschuldete Konzentrationsprobleme.

Erst die Ziele, die Ihren Herzenswünschen entspringen und Ihrer Berufung folgen, machen aus einem Leben *Ihr* Leben.

Nehmen Sie sich deshalb ganz bewusst die Zeit für den Ausbau Ihres geistigen Reichtums, und machen Sie in dieser Zeit auch wirklich nichts anderes. Es ist obendrein sehr hilfreich, wenn Sie sich Notizen machen und damit Ihre Gedächtnisleistung unterstützen.

Sich neue Ziele setzen

Setzen Sie sich jetzt neue Ziele, und gehen Sie dabei wieder die einzelnen Schritte durch, die Sie in diesem Buch kennengelernt haben. Sie wissen es mittlerweile: Sie werden durch Planungen

nicht etwa unfreier oder unflexibler. Die richtigen Ziele – also jene, die Ihren Herzenswünschen entspringen und Ihrer Berufung folgen – machen aus einem Leben erst *Ihr* Leben. So entfalten Sie alle Talente und Träume, die in Ihnen schlummern.

Werden Sie also nicht müde, diesen Weg weiterzugehen, denn in Wahrheit ist dies die einzige Pflicht, die Sie sich selbst gegenüber in Ihrer Existenz haben: das Schicksal in die eigenen Hände zu nehmen und Verantwortung für das eigene Glück zu tragen.

Wenn Sie das jahrhundertealte Wissen der Veden in Ihre Planungen integrieren, dann werden Sie in der Folge wunderbare Veränderungen bei sich beobachten:

● Ihre Intuition wird immer stärker.

● Sie werden mehr und mehr aus dem Unterbewusstsein heraus die richtigen Entscheidungen treffen.

● Sie werden von der Kraft des ganzen Universums unterstützt werden, weil Sie den Naturgesetzen folgen.

● Sie werden anderen Menschen helfen, und es wird Ihnen geholfen werden.

● Sie werden das tun, wozu Sie auf diesem Planeten sind.

● Ihr Licht wird erstrahlen, das so nur Sie und niemand sonst in sich trägt.

»Glück und Wachstum« auf einen Blick:

● **Machen Sie sich Ihre Erfolge bewusst, und feiern Sie sie ausgiebig.**

● **Geistigen Reichtum kann Ihnen niemand nehmen!**

● **Setzen Sie sich Ziele, und gehen Sie Ihren Weg beharrlich weiter.**

● **Pläne machen frei – mit den richtigen Zielen beginnt Ihre Persönlichkeit zu leuchten!**

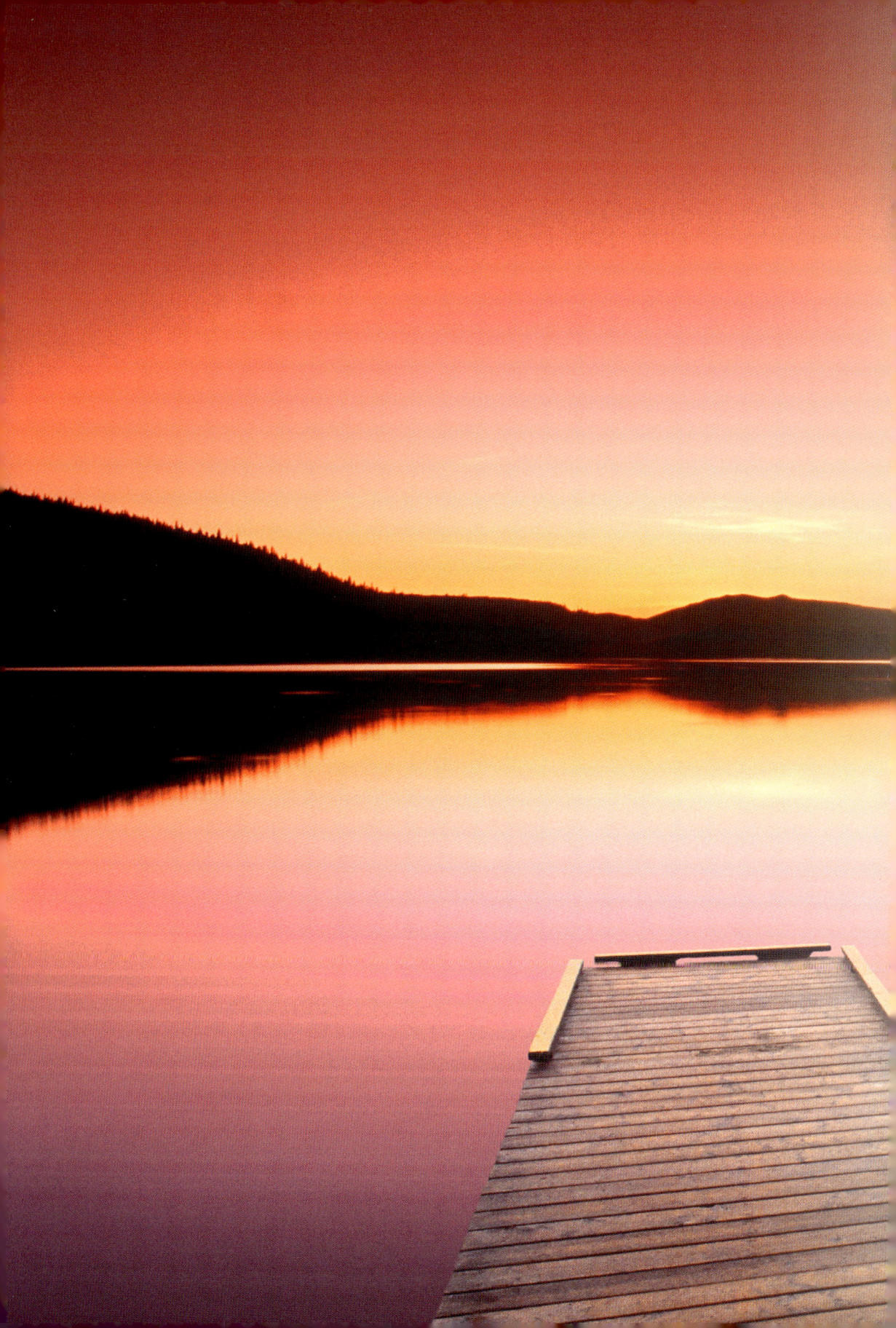

Schlusswort
Neue Herzensziele finden und nicht aufgeben

»Wenn man einen hohen Berg
bestiegen hat, stellt man fest,
dass es noch viele andere
Berge zu besteigen gibt.«

Nelson Mandela

Ihr Weg zum Glück

Ich freue mich sehr, dass Sie den ayurvedischen Weg bis hierher mit mir gegangen sind.

Wir alle wünschen uns, in unserem Leben glücklich zu sein. Viele Menschen hetzen dem Glück hinterher, suchen es in immer mehr Reichtum, Besitz, Erfolg. Doch eine der zentralen Eigenschaften von Glück ist: Je mehr wir es jagen, desto mehr verflüchtigt es sich.

Eine der wichtigsten Botschaften der Veden lautet: Das Glück ist immer da. In jedem Menschen, jeden Tag, jeden Moment, in jedem einzelnen Atemzug. Die Blume am Wegrand, das Essen am Abend, eine Meinungsverschiedenheit, aus der wir lernen können – diese »kleinen« Dinge bilden in ihrer Summe das, was man ein glückliches Leben nennt.

Nehmen Sie Ihr Leben selbst in die Hand und genießen Sie, was Ihnen jeden Tag widerfährt. Das Leben ist das größte Geschenk, das es gibt!

Auch alles, was wir brauchen, um unsere Herzensziele zu erreichen, ist schon da, in uns angelegt. Wir müssen dies nur erkennen und bereit sein, für unser Glück Verantwortung zu übernehmen. Das ist der ayurvedische Weg.

Ich wünsche Ihnen, dass Sie den Weg von nun an weitergehen, denn er hört niemals auf. Stillstand und Starrheit münden in Angst und Zweifeln. Leben bedeutet Wachstum, Entwicklung schenkt Freiheit und Gesundheit. Vergessen Sie nie: Das Große ist im kleinsten Kleinen vorhanden, Sie sind Teil eines Ganzen, alles fließt ineinander. Geben und Nehmen bedingen sich gegenseitig. Wenn es Ihnen selbst gut geht, unterstützen Sie auch andere Menschen in ihrem Wohlergehen.

Die Einheit von Körper, Geist und Seele ist ein Lebensziel, für das man an jedem neuen Tag Zeit und Aufmerksamkeit investieren muss. Der Lohn ist unschätzbar hoch: ein selbstbestimmtes Leben gemäß Ihres persönlichen Dharmas, Ihrer Berufung.

In diesem Buch haben Sie die wichtigsten vedischen Grundsätze und Methoden kennengelernt. Finden Sie heraus, was für Sie richtig und stimmig ist. Definieren Sie auf dieser Basis Ihre persönliche Glücksroute – es ist *Ihr* Weg, niemand sonst kann ihn gehen oder bewerten.

Persönliche Danksagung

An dieser Stelle möchte ich all jenen lieben Menschen danken, die direkt und indirekt am Gelingen des vorliegenden Buches mitgewirkt haben. Ganz besonders danke ich meinem Mann, Olaf Gisbertz, für seine Rücksicht und Geduld, meiner Mutter und meiner Schwester Rupinder, die der ganzen Familie ein Umfeld voller Liebe und Vertrauen boten, sowie meinen Mitarbeiterinnen, Johanna Kipping und Monika Bisch, die ihr tagtägliches Engagement der ayurvedischen Lebenspraxis gewidmet haben.

Auch möchte ich Sascha Kriese für seine Unterstützung bei den Entschlackungs- und Entgiftungskuren und Claudia Wohlhüter für ihre einfühlsame Gabe bei der Realisierung des Buches herzlich danken, ebenso Gudrun Glock, die einige ayurvedische Rezepte beigesteuert hat. Darüber hinaus haben unzählige Gespräche mit Freunden und Bekannten das Buchprojekt bereichert. Einen besonderen Dank möchte ich Stephan Kaller aussprechen, stand er mir doch mit seinen Ideen und Ratschlägen stets zur Seite.

Zum Schluss möchte ich meinem Agenten Gerald Drews danken, der den Kontakt zum Verlag hergestellt hat, in dem das Buch erscheinen konnte. Der Verlagsleitung, Karin Stuhldreier, und dem Lektorat, Birte Schrader und Claudia Hosbein, sowie Veronika Moga für das schöne Layout und Sabine Kestler für die Bildauswahl seien ein ebenso herzlicher Dank ausgesprochen.

Last but not least bin ich all meinen Lehrern und Meistern, durch deren Bücher, Kurse und Seminare ich mein Wissen ständig erweitern durfte, zu tiefem Dank verpflichtet, ferner all meinen Klienten, die mir ihr Vertrauen geschenkt haben und denen ich meine langjährige Erfahrung verdanke.

Bücherempfehlungen

Bauhofer, Ulrich: Aufbruch zur Stille. Bergisch Gladbach (Lübbe) 1997

Chopra, Deepak: Ayurveda – Gesundsein aus eigener Kraft. München (BLV) 1989

Chopra, Deepak: Alle Kraft steckt in Dir. Bergisch Gladbach (Lübbe) 1996

Chopra, Deepak: Die sieben geistigen Gesetze des Erfolgs. Berlin (Ullstein, 7. Aufl.) 2010

Emoto, Masaru: Die Botschaft des Wassers. Burgrain (Koha, 2. Aufl.) 2002

Ferreira, Peter und Hendel, Barbara: Wasser und Salz, Urquell des Lebens. Herrsching (Ina) 2001

Glock, Gudrun: Sanft heilen mit Ayurveda. Hannover (Schlütersche) 2010

Kalashatra, Govinda: Chakra Praxisbuch. München (Südwest) 2009

Kirti, Peter Michel und Wellmann, Wolfgang: Das Yoga der fünf Elemente. Frankfurt (Barth, 1. Aufl.) 2003

Rhyner, Hans-Heinrich: Das Ayurveda Yoga-Programm. München (BLV) 2010

Rhyner, Hans-Heinrich: Das Praxis Handbuch Ayurveda. Neuhausen/Schweiz (Urania) 2000

Rosenberg, Kerstin: Das große Ayurveda Ernährungsbuch. Neuhausen/ Schweiz (Urania) 2003

Sabnis, Nicky Sitaram: Entschlacken und Entgiften mit Ayurveda. München (Knaur) 2009

Tracy, Brian: Ziele – Setzen, Verfolgen, Erreichen. Frankfurt/New York (Campus) 2004

Trökes, Anna: Yoga. Kraft für die Seele. München (Gräfe und Unzer) 2005

Verma, Vinod: Ayurveda – Der Weg des gesunden Lebens. Bern/München/ Wien (Barth) 1992

Witt, Ute und Noh, Barbara: Yoga – Körper und Seele im Einklang. München (BLV, 2. Aufl.) 2006

Von Balvinder Sidhu

Buch: Haarausfall – Ayurvedische Ansichten und Lösungsansätze. München (Erd-Verlag, 2. Aufl.) 2009

CD: Haarausfall natürlich lösen ... Volles und gesundes Haar mit Mentaltraining und Ayurveda. Neusäß (Marc Antón) 2009

Interessante Links

www.ayurveda-portal.de
www.ayurveda-akademie.org
www.ayuseva.com

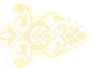

Register

Quellenhinweise Zitate

Seite 11 : Nelson Mandela, Auszug aus der Antrittsrede als Staatspräsident von Südafrika, 1994;

Seite 72: George Harve Reavis, *The Animal School*, Crystal Springs Books, Peterborough 1999;

Seite 156: Winston Churchill, Auszug aus der Rede in Harrow School, Harrow, England, 20. Oktober 1941 aus: *Churchill by himself*, Ebury 2008;

Seite 169 : Nelson Mandela, *Der Kampf ist mein Leben. Gesammelte Reden und Schrifte. Übers. von Anne Schulze-Allen*, Weltkreis, Dortmund 1986

Impressum

© 2011 by Südwest Verlag, einem Unternehmen der Verlagsgruppe Random House GmbH, 81673 München

Redaktion:
santé rédaction
Projektleitung:
Birte Schrader
Redaktionsleitung:
Karin Stuhldreier
Gesamtproducing:
Veronika Moga, München
Bildredaktion:
Sabine Kestler
Umschlag:
R. M. E. Eschlbeck / Kreuzer / Botzenhardt
Layout:
Veronika Moga, München

Druck und Bindung:
Alcione, Lavis

Printed in Italy

ISBN 978-3-517-08736-8

Über die Autorin

Die Autorin Balvinder Sidhu wurde im Norden Indiens geboren und kam schon in früher Kindheit mit der ayurvedischen Lehre in Kontakt. Sie wurde von ihrer Familie, die sich bereits seit Generationen professionell mit Ayurveda befasst, in eine der ältesten Heilslehren der Welt eingeführt. Seit ihrem zwölften Lebensjahr lebt Balvinder Sidhu in Deutschland. Sie leitet seit mehr als 20 Jahren das Institut »Kaya Veda« (www.kaya-veda.de) in Augsburg, das sich auf ayurvedische Methoden bei Haut- und Haarproblemen sowie auf gesunde Ernährung spezialisiert hat. Frau Sidhu betrachtet es als ihre Berufung, das über jahrtausendealte, ganzheitliche Wissen der hinduistischen Gelehrten – die Philosophie der Veden – mit den Bedürfnissen der westlichen Gesellschaft zu verbinden. In den Medien (Presse, Fernsehen, Fachzeitschriften) wurde häufig über Frau Sidhu und ihre erfolgreiche Arbeit mit Ayurveda berichtet. 2005 veröffentlichte sie ihr erstes Buch »Haarausfall – Ayurvedische Ansichten und Lösungsansätze«. 2009 erschien dazu ihre CD zum ayurvedischen Mentaltraining.

Kontaktadresse

Balvinder Sidhu
Kaya Veda Ayurvedische Spezialkosmetik GmbH
Schaezlerstraße 4, D-86150 Augsburg
Tel. 0821-349 75 20, Fax 0821-349 75 21
www.kaya-veda.de, E-Mail: info@kaya-veda.de

Bildnachweis

AKG, Berlin: 153 (Beta Film/Iduna Film Produktion); Botzenhardt Ruth, München: U1 (Ornament); Corbis, Düsseldorf: U1 (Craig Tuttle); Interfoto, München: 151 (Friedrich); Jump, Hamburg: 138/139 (4), 140/141 (3), 142 (Kristiane Vey); lizenzfreie Bilder: 8/9 (fotolia/E. Fribus), 12/13 (istockphoto/Egor Mopanko), 17, 20/21 (gettyimages), 18 (istockphoto/Serg Myshkovsky), 25 (istockphoto/Ben Blankenburg), 28/29 (panthermedia/Wong S.), 35 (2), 40 (shutterstock), 36 (istockphoto), 36 (Corbis/Don Hammond), 47 (foodcollection), 58 (photodisc), 63 (stockdisc), 71 (fotolia), 74 (istockphoto/Achim Prill), 84/85 (Medio Images), 93 (istockphoto/Günay Mutlu), 101 (istockphoto/Marco Palazzi), 107 (photo alto), 110/111 (gettyimages/photographers choice), 130/131 (gettyimages/Radius Images), 133 (Imagesource), 158/159 (istockphoto/Brandon Laufenberg), 161 (panthermedia/Michael R.), 165, 168/169 (digitalvision); Rico Grund Photography: 11; Südwest Verlag Archiv: 48 (Barbara Bonisolli), 50 (Michael Holz), 55 (N.N.), 115 (Nicolas Olonetzky), 143 (Sabine Lauf)

Hinweis für unsere Leser

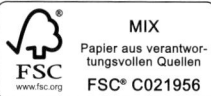

MIX
Papier aus verantwortungsvollen Quellen
FSC® C021956
www.fsc.org

Verlagsgruppe Random House FSC®-DEU-0100
Das für dieses Buch verwendete FSC®-zertifizierte Papier *Profimatt* liefert Sappi, Ehingen.

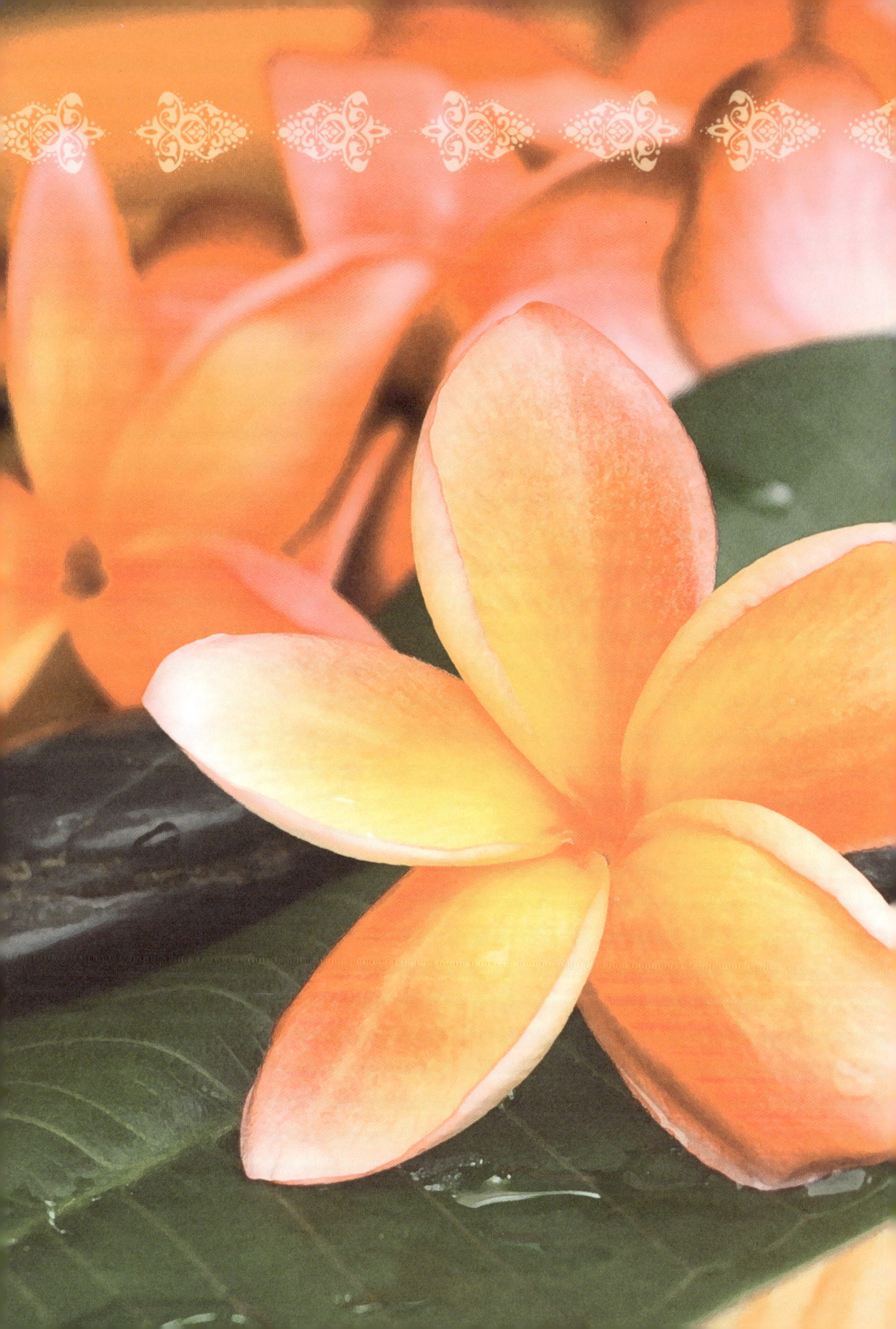